正常人体学实训指导

（供高职高专和中高职贯通相关医学专业使用）

主　编　王从荣
副主编　黄伟革　顾春娟
　　　　王新艳

上海科学技术出版社

图书在版编目(CIP)数据

正常人体学实训指导 / 王从荣主编. —上海:上海科学
技术出版社,2013.8 (2022.8 重印)
供高职高专和中高职贯通相关医学专业使用
ISBN 978 - 7 - 5478 - 1892 - 3

Ⅰ.①正… Ⅱ.①王… Ⅲ.①人体学–高等职业教
育–教学参考资料 Ⅳ.①R32

中国版本图书馆 CIP 数据核字(2013)第 169911 号

正常人体学实训指导
主编/王从荣

上海世纪出版(集团)有限公司 出版、发行
上 海 科 学 技 术 出 版 社
(上海市闵行区号景路 159 弄 A 座 9F - 10F)
邮政编码 201101   www.sstp.cn
上海华顿书刊印刷有限公司印刷

开本 787×1092 1/16 印张 8.75
字数:200 千
2013 年 8 月第 1 版 2022 年 8 月第 10 次印刷
ISBN 978 - 7 - 5478 - 1892 - 3/R · 623
定价:68.00 元

编委会名单

主　编

王从荣

副主编

黄伟革　顾春娟　王新艳

编　者（以姓氏笔画为序）

王从荣　王新艳　孔卫兵　杨智昉

施曼娟　姚　磊　顾春娟　黄伟革

编写说明

正常人体学是研究构成人体正常组织、器官和系统的形态结构、功能及其变化规律的一门学科。这门学科包含了解剖学、组织胚胎学和生理学三门经典医学基础学科。由于这三门构件学科都是通过不断地探索和实验逐渐完善起来的，因此与医学密切相关专业的学生必须进行正常人体学实训课程的训练。通过这门课程的实际操作激发学生对医学基础课程学习的兴趣，提高学生观察、分析和解决问题的综合能力，促进学生掌握基础医学知识和操作技能，为今后专业课程的学习奠定扎实的基础。

由于许多学校高职贯通以及高职临床专业开设不久，没有针对性的正常人体学实训指导，为此我们组织编写了这本适合中高职贯通和高职专业的《正常人体学实训指导》，以此来指导中高职贯通、高职专业正常人体学实训课的教学。

全书共分上、中、下三篇，内容包括正常人体学实训的基本知识和技能、实训项目、探索性实训项目。《正常人体学实训指导》在每一个实训项目中均安排了多项任务，而每一项任务又含有多个活动项目，通过大量活动项目的学习和操练，能够提高学生观察事物、动手操作、独立思维和强化医学基础知识等多项综合能力。

鉴于编者水平有限，时间仓促，难免存在一些不妥和有待商榷之处，恳请各位老师和学生指正，以利再版时进一步修订。

《正常人体学实训指导》编委会
2013 年 6 月

目　录

上　篇
实 训 概 述

1

中 篇

实训项目

下 篇

探索性实训

上 篇

实 训 概 述

第一章

绪 论

第一节 正常人体学实训的教学目的和学习要求

一、正常人体学实训的教学目的

基础医学可以分为形态结构和功能两类。学生在学习疾病状态下的结构和功能改变之前,必须先了解人体正常的结构和功能。正常人体学是研究构成人体正常的组织、器官和系统的形态结构、功能及其变化规律。这门学科包含了解剖学、组织胚胎学和生理学三门经典的医学基础学科。由于这三门构件学科都是通过前人的实验逐渐完善起来的,因此与医学密切相关专业的学生必须进行正常人体学实训课程的训练。

正常人体学实训课程的开设是正常人体学教学任务和中高职贯通口腔、护理专业以及临床医学专业培养目标的需要。适合这些专业的正常人体学实训课程的编制原则和内容设置上将体现"做学合一、理实一体"的职教理念。通过该课程的开设能够激发学生对医学基础课程学习的兴趣,提高学生观察、分析和解决问题的综合能力,推动实训课程的教学质量的提高,促进学生掌握基础医学知识和操作技能,为今后专业课程的学习奠定扎实的基础。

二、正常人体学实训的学习要求

通过本课程学习要求学生达到以下要求。

第一,初步掌握基础医学实训技术的基本操作和技能。学会通过显微镜观察正常的组织切片,学会观察正常的大体标本、模型,学会基本的功能实训方法(如血压测定、描记心电图、简单动物模型的制备、常用给药方法和给药后常用指标的观察和分析等)、实训结果的记录和分析、实训报告的书写。

第二,在教师指导下,开展自主设计性实训教学,进一步培养学生动手能力、综合分析问题、解决问题的能力和创新能力,为后期专业实训课程的学习与开展科学研究奠定良好的基础。

(一) 实训前

(1) 认真预习相关的实训内容,了解本次实训的目的、要求、方法和操作程序,理解实训原理。

(2) 复习和查阅与实训有关的理论知识、文献资料,思考和推测实训过程中可能出现的实训结果,及其发生的机制。

(3) 检查实训器材和药品是否齐全。

(4) 要注意和充分估计实训中可能发生的误差和技术难点,并做好补救准备。

(二) 实训时

(1) 小组成员应有较明确的分工,并应注意成员间合作与协调,使每人都能得到应有的技能

3

训练。

（2）严格遵守实训室规则，保持安静和良好的实训课秩序，尊重教师的指导。

（3）学生应在实训中坚持严格、严谨、实事求是的科学态度，按照既定的实训原理与程序，认真、正规、准确地进行技术操作，杜绝粗心马虎、违反操作规程进行实训。因为在实训中，只要稍有疏忽就会导致整个实训失败。

（4）要仔细、耐心地观察实训过程中出现的每一个现象，并及时、准确、客观地记录，同时要密切联系课堂理论或查阅文献进行科学思维，力求理解每一操作步骤和每一个现象的意义。例如，①动物发生什么现象？②为什么会出现这种现象？③这种现象有什么生物学意义？

（5）要注意尽量减少对实训动物不必要的伤害。

（6）实训器材的放置要整齐、稳当、有条不紊，保持实训台桌面整洁。

（7）爱护实训器材，节约药品和试剂，减少不必要的浪费。

（三）实训后

（1）仪器和试剂需要进行清点，并放置在原处。应清洗的物品必须及时清洗干净。每个实训组，应保持实训台桌面的干净和整洁。

（2）认真整理和分析实训结果。

（3）按时完成实训报告，交老师评阅。

第二节　实训报告的书写要求

实训报告的书写是一项重要的基本技能训练，是科学研究、论文写作的基础，应当实事求是、认真准确地书写。

参与实训的每位同学均应按教师要求写出实训报告。实训报告的书写应文字简练、语句通顺，具有较强的逻辑性和科学性，字迹清楚。

实训报告的内容，应包括如下的项目。

（1）一般项目：姓名、年级、班组、实训日期（年、月、日）。

（2）实训题目。

（3）参与实训的人员和小组成员。

（4）实训对象（人或动物，或组织切片，或大体标本，或模型）。

（5）简要概括主要实训手段和方法。

（6）实训观察指标、现象及其结果的记录。

（7）结果分析或讨论：实训结果的分析和讨论是根据已知的理论知识对结果进行解释和分析。讨论内容应包括：①以实训结果为论据，论证实训目的，即判断实训结果是否为预期的结果。②实训结果揭示了哪些新问题？是否出现了非预期结果？对此应分析其可能的原因。③实训结果有哪些意义？

（8）结论：实训结论一般不要罗列具体的结果，而应从实训结果中归纳提炼出概括性的判断和总结。

4

第三节　实训室守则

为了实训的顺利进行和达到实训的教学目标，学生在实训室学习期间，必须遵守实训室的各项规章制度。

（1）进入实训室，必须穿好干净整洁的白大衣或护士服，始终保持自身良好的仪态。实训室内需保持安静和严肃的科学作风，不得无故迟到和早退。

（2）实训开始前，按实训小组凭学生证向有关老师领取实训用品，仔细核查有无缺损，并妥善保管。

（3）正式操作前，要仔细检查核对所用标本模型、切片、药品和其他实训用品。实训中注意节约药品和耗材，爱护仪器设备、标本模型、切片和动物。保持显微镜镜头的清洁，不要用手触摸镜头。

（4）实训完毕后必须将器材洗净擦干，清点药品、手术器械、标本模型、切片、显微镜等实训用品，并按借来时的原样整齐地放置各个用品，归还实训室老师并索回学生证。

（5）实训后按照老师指定的顺序，各组轮流打扫实训室卫生，特别要注意水、电、煤气是否关闭，确保实训室安全。

（6）实训后，实训动物按规定方法处死，放置到指定的容器，切勿玩弄、虐待或带走实训动物。实训后的有毒、有害药品和可能造成人身伤害的器材如针头、手术刀片等必须放置到老师指定的地方。

（7）对在实训过程中造成实训器材、设备损坏的，必须如实登记，说明原因并签字；对玩弄实训设备、器材而造成损坏的，需写出情况报告，并酌情赔偿。

（8）实训结束后，都要按要求书写实训报告，于下一次实训课前交给指导老师批改。

第二章

常用实训仪器设备和标本的使用

第一节　光学显微镜的构造、使用和保护

一、光学显微镜的构造

光学显微镜主要由机械装置和光学系统两部分组成（图1-2-1）。

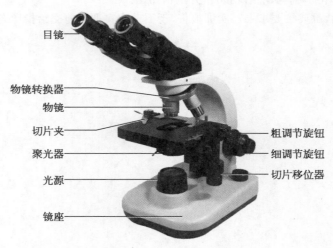

目镜

物镜转换器
物镜
切片夹
聚光器
光源

粗调节旋钮
细调节旋钮
切片移位器

镜座

图1-2-1　双目光学显微镜

（一）机械装置部分

1. 镜座　在最下部，起支持作用。

2. 镜壁　呈弓形，做支持和握取之用。

3. 物镜旋转盘　上接镜筒，下嵌接物镜，可通过其旋转更换物镜。

4. 载物台　放置切片的平台，中央有圆孔。载物台上有切片移位器和切片夹。

5. 粗调节旋钮　用于低倍镜焦距的调节。

6. 细调节旋钮　用于高倍镜焦距的调节。

（二）光学系统部分

1. 目镜　目镜是用来观察前方光学系统所成图像的目视光学器件。目镜通常由若干个透镜

6

组合而成,具有较大的视场和视角放大率。可分为 5×、7×、10×、15×。

2. 物镜　在显微镜中最先对实际物体成像的光学部件。可分低倍镜(10×)、高倍镜(40×)、油镜(100×)。显微镜放大倍数＝目镜放大倍数×物镜放大倍数。

3. 聚光器　聚光器在载物台下面,它由聚光透镜、虹彩光圈和升降螺旋组成。聚光器安装在载物台下,其作用是将光源经反光镜反射来的光线聚焦于切片上,以得到最强的照明,使物像获得明亮清晰的效果。

4. 反光镜　位于镜座上,通过其旋转,可将光线集中至聚光器。有平、凹两面,平面镜反射光线弱,可用于强光源;凹面镜反射光线强,可用于弱光源。若显微镜使用灯光照明系统,则不用反光镜。

二、光学显微镜的使用

1. 准备　一手握持显微镜的镜臂,另一手托住镜座,将其放置于桌面。显微镜与桌沿的距离不得小于 10 cm。课间休息离开座位时,应将显微镜移至桌面中央,以免碰落损坏。

2. 对光　上升聚光器,放大虹彩光圈。转动物镜旋转盘,将低倍物镜正对载物台的圆孔,转动粗调节旋钮使载物台距物镜约 5 mm。两眼对准目镜观察,同时将反光镜转向光源进行采光,至整个视野呈现均匀而明亮的圆形白色光区为止。注意勿采用日光的直射光线。

3. 装片　将组织切片置于载物台中央,用切片夹固定(注意盖玻片位于上方),用切片移位器将切片推至物镜下。

4. 观察方法　使用双目显微镜时,应左、右眼同时观察,书写或绘图时,双眼移开。

5. 低倍镜观察　从侧面观察低倍镜镜头的同时,旋转粗调节旋钮使镜头接近切片(注意镜头不能接触切片)。从目镜观察的同时慢慢转动粗调节旋钮,使载物台下降至可以看到清晰的物像为止,然后旋转细调节旋钮,边旋转边观察,直至视野中的物像最清晰为止。

6. 高倍镜观察　需转换为高倍镜观察时,必须先在低倍镜下将要观察的部位移至视野正中,然后直接转换高倍镜镜头。此时,镜下物像隐约可见,再稍微转动细调节旋钮即可看清物像。

7. 油镜观察　需要使用油镜观察时,应先用高倍镜初步观察,然后下降载物台,在切片上滴上微量香柏油,再将油镜下降接近切片并浸泡于油内。再微调节对好焦,移动切片移位器找寻切片中的组织、细胞结构。观察完毕后,须用擦镜纸沾少许二甲苯将物镜及切片上的油拭去,再用干净的擦镜纸轻轻拭抹镜头。

8. 显微镜恢复零位　实训完毕,取下切片,并将其放回切片盒内;调整反光镜镜面呈左右方向竖立,将物镜转成"八"字形,下降载物台至最低位置,关闭虹彩光圈,关闭光源,盖上镜罩,填写使用卡。

三、光学显微镜的保护

(1) 搬动显微镜时要轻拿、轻放,使用显微镜时要严格遵守操作规程。

(2) 必须保持显微镜的清洁。机械部分可用纱布或绸布擦净,光学部分(反光镜除外)只能用擦镜纸轻轻擦拭,严禁用手或其他物品擦拭,以防污损。

(3) 油镜使用完毕,应立即用擦镜纸沾少许二甲苯将镜头擦净。

(4) 显微镜的部件不得拆卸或互相调换,若有故障,应立即报告老师进行处理,不得自行修理。

(5) 显微镜用毕,应将物镜转离载物台中央的圆孔,并下降载物台,将显微镜放回原处。

(6) 打扫实训室前,必须先将显微镜归还到指定的显微镜室,以免灰尘沾污。

第二节　人体组织切片

人体组织切片的观察、描述、诊断亦是根据各器官系统或各种疾病而有所不同,需要在学习各章节、各疾病时逐步学习和掌握。这里仅就观察切片的一般原则予以扼要介绍。玻片标本通常为苏木精-伊红染色(hematoxylin eosin staining,简称 H－E 染色)(细胞核染成浅蓝色,胞浆及胶原纤维等染成红色)。

一、肉眼观察

持所要观察的切片先用肉眼观察以下内容。

1. 判断是什么组织或器官　初步全面了解整个切片的情况。大部分切片以肉眼即可判定出是什么组织或器官,如心、肝、脾、肾、肺、脑等。

2. 切片的密度、颜色等是否一致　这种一致与否,不是指正常结构中不同部位上的差异,而是异常改变造成的。如一致可能是无病变,亦可能是一致性的病变。

二、低倍镜观察

用肉眼观察后,辨别出切片的正反面(有极薄的盖玻片那面向上),再放入显微镜下,用低倍镜观察。

1. 观察方法　实质器官一般由外(被膜层)向内,空腔器官由内向外逐层观察。观察时上、下、左、右移动标本,确定是何种组织。

2. 观察内容　①判断是何组织、器官以印证肉眼判断是否正确,以便总结提高。②根据理论课学习的知识观察各层组织的微细结构和主要细胞的特征性形态。

三、高倍镜观察

在利用低倍镜全面观察之后,为了进一步清楚地观察某些组织的更微细的结构才能换用高倍镜观察。一般是在低倍镜下找到需要用高倍镜观察的部位之后,把该处移到低倍镜的视野中央,再换用高倍镜观察。

四、油镜观察

在人体组织切片观察中很少用,同时必须将要观察部分移到高倍镜视野中央后再换用油浸镜头观察,本课程的实训中只有在观察血涂片时使用油镜观察。对人体组织切片的观察,绝大部分内容应当是在低倍镜下进行的,肉眼及高倍镜观察只起辅助作用。

五、学生在使用显微镜过程中常犯的错误

(1) 显微镜安放位置不当,有碍操作。显微镜安放不是靠前就是靠后,或位置靠右,甚至把镜筒向着自己。显微镜应安放在离桌边缘 10 cm,镜筒向前,操作者应明白显微镜位置稍靠左侧的道理(两眼同时睁开观察,眼不易疲劳)。

(2) 对光顾此失彼。对光时往往忘记了反光镜的正确使用,不能根据光线的强弱来选择平面镜或凹面镜;用高倍镜进行对光,不把低倍镜位置放低;在转动转换器时,物镜没有到位,光圈也有调节好,视野光线不均匀、明亮。

（3）不能迅速找到要观察的物像。没有按简明、合理的程序操作。先使用视野宽的低倍镜，把要观察的材料放在通光孔中央，放下镜筒使物镜下端与组织玻片的距离约 1 cm，沿逆时针方向徐徐调节粗调节旋钮，同时左眼注视视野，直到看清物像。如果第一次标本未进入视野，那么要重新操作，在调节粗调节旋钮的同时，移动组织玻片，直到看见物像为止。在具体操作时，也可以玻片表面杂质或气泡为参照物，当杂质出现时，表明物距基本调好，再移动玻片，即可找到所要观察的物像。

（4）高倍镜的使用方法不正确。由于高倍镜的工作距离小，有的学生害怕把镜头损坏，一旦用高倍镜时就把镜筒升上来，结果在低倍镜下观察到的物像换成高倍镜后就再也找不到了。正确操作应为用高倍物镜前先换上高倍的目镜，再直接换上高倍物镜，并且把光圈开大。

（5）忽视调节旋钮的使用。有的学生在使用高倍物镜时，仍然调节粗调节旋钮，结果往往把物镜损坏，玻片压烂。

（6）认为倍数越大越清晰。如果目镜倍数过大，得到的放大虚像就很不清晰。因此，在低倍镜下能看清楚的物像，不必用高倍镜观察。

（7）忽视显微镜的保养。显微镜是精密的放大仪器，学生应爱护显微镜。轻拿轻放，不能用手或布去擦拭镜头，使用倾斜关节时，倾斜角度不能太大。实训完毕盖上镜头盖，移去载物台上的玻片，转动转换器，使两个物镜分开至两旁，降下镜筒，装入镜箱内。

第三节　大体标本

一、大体标本的观察方法及步骤

判定所观察的标本是什么组织或器官，运用已经学过的解剖学知识首先认出标本是何组织或器官，是哪一侧的（指成对的有明显解剖学标志能分出左、右的器官，如肺等）或是该组织器官的哪一部分（如心、脑、肠等的哪一部分）。辨认该组织或器官各层次的形态和结构，以及各结构的特点。

二、观察大体标本的注意事项

（1）固定液：学生所观察的大体标本是取自尸体或临床手术切除的活体标本，为了保存均需用一定的固定液浸泡。最常用的固定液为 10％的中性甲醛（福尔马林）固定液，是无色透明液体。由它固定后的标本，组织呈灰白色，血液呈暗黑褐色。为了保持标本原来的颜色而用原色标本固定液（凯氏固定液），为淡黄色透明液体。经它固定后的组织基本上保持原色不变，所以血清或血液丰富的组织或病变仍为红色。在观察标本时应当注意所用的是哪种固定液。

（2）在观察标本时要注意轻拿轻放标本瓶，在拿起来观察时，应用双手托住标本瓶，以免损坏；不准倾斜、放倒或倒置，也不要振荡，以免固定液流出、混浊影响对标本的保存和观察。如有损坏立即报告。

（3）在复习标本架或标本柜中的标本时，在观察之后一定要放回原处，不要乱放。

第四节　计算机生物信号采集分析系统

计算机生物信号采集分析系统是根据医学实训的特点，将传统仪器的优点与计算机的强大处理功能相结合而设计的系统；可实现集多通道实时数据采集、信号放大、作图显示、数据存储、数据分析处理及输出打印等功能于一体；可取代传统生物实验中使用的示波器、记录仪、放大器和刺激器等的仪器设备，是新一代的生物信号记录采集处理仪器设备。

一、PowerLab 生物信号采集与处理系统

（一）PowerLab 教学套件的结构和用途

PowerLab 教学套件是澳大利亚 AD Instruments 公司生产的高性能生物信号处理设备，适用于同时记录、分析和研究多项生命信号指标（图 1-2-2）。PowerLab 教学套件的主机包括两个通用型输入端口，可以和任何附件产品相接完成各种生物信号的采集。一个双通道生物电信号输入接口，可以直接记录心电图、脑电图等生物电信号；一个 ±10 V 的电刺激输出，可以对组织进行实时电刺激。PowerLab 教学套件如果配合各种用途的换能器和放大器使用，还可以用来进行血压、肺通气、心音图、心室内压、尿液计滴、气流速度的测定等实训项目。

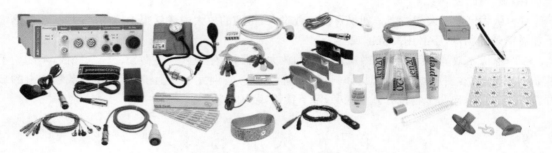

图 1-2-2　PowerLab 教学套件

（二）PowerLab 教学套件的特点

PowerLab 系统在机能学实训中具有以下特点。

（1）每秒 400 000 点，16 位精度的持续采样功能。

（2）所有的输入都具有 1～5 000 倍的放大功能。

（3）适用于人体和动物功能学实训项目的开展。

（4）内置电刺激输出装置。

（5）所有参数设置均由软件完成。

（6）抗失真滤波并有软件滤波功能。

（7）通用 USB 接口，在 Windows 环境下即插即用。

（8）标准 Din 接口，与换能器、放大器及其他附件的通用性强。

（三）PowerLab 教学套件的使用方法

（1）首先确认 PowerLab 已经连接到计算机后，打开电源开关和电脑的电源开关。电脑自动进入视窗桌面系统。

（2）当 PowerLab 前面板的状态灯为绿色表示电源已经打开，橙色表示正在工作。如果状态灯为红色，请立即关闭 PowerLab，并及时与老师联系。

Chart

图 1-2-3　Chart 设置文件桌面图标

（3）在计算机桌面上找到 Chart 设置文件图标（图 1-2-3），并用鼠标左键双击图标打开 Chart 软件，进入 Chart 窗口（界面）。演示的界面如图 1-2-4 所示。四个通道分别为：通道一，通用通道（记录脉搏）；通道二，桥式通道（记录血压）；通道三，生物电通道（记录心电）；通道四，呼吸通道（记录呼吸）。当然，我们可以根据实训的不同需求，在各个通道连接不同的换能器、放大器，即可以记录相应的生物信号，

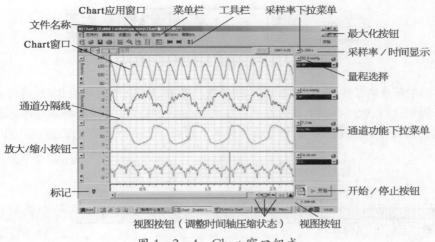

图 1-2-4 Chart 窗口组成

把每个通道设置成不同的数据记录名称。

（4）实训的设置文件选择：选择"文件"菜单中的"打开"命令。这样就可以看到如图1-2-5所示的对话框。根据教师的要求定位并打开对应实训的设置文件。

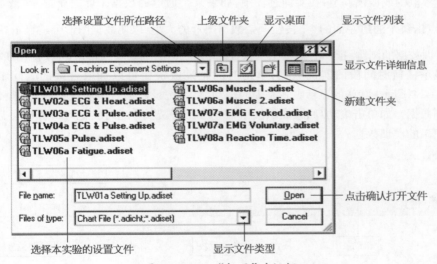

图 1-2-5 "打开"对话框

（5）连接换能器：按具体的实训操作要求，连接呼吸、血压、脉搏的换能器，连接心电图三个记录电极导线，分别与动物或人体相应部位连接。

（6）实训记录开始/停止：Chart 窗口（界面）右下方的"开始/停止"切换按钮显示为"开始"；如单击该按钮，可切换显示为"停止"，此时，Chart 处于记录状态，开始记录实训数据，同时通道窗口中即时显示记录下的数据曲线，如果再单击该按钮则停止记录。因此，实训时单击 Chart 界面右下方的"开始"按钮，开始记录；当完成实训时，点击"停止"按钮即可。如果只想显示实训数据，而不打算记录，可单击记录/显示切换按钮（图1-2-6），使该按钮上有一红色"×"字，此时只显示数据而不输入计算机内存，数据不能保存。如再单击该按钮又使该按钮呈反黑显示，则系统又回到记录状态。

11

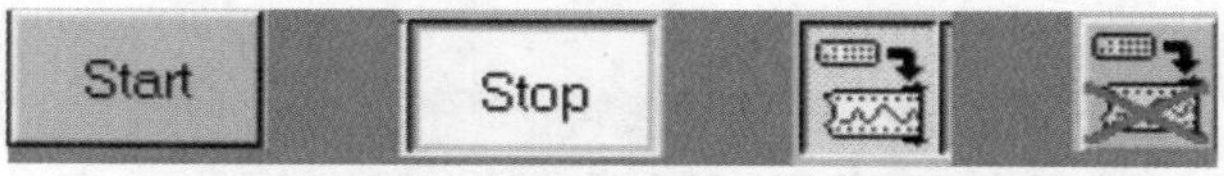

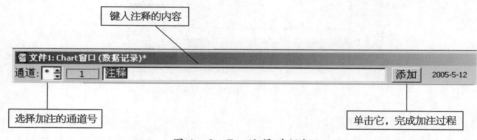

图 1-2-6 记录监控按钮示意图

(7) 实训注释或贴标签:在实训过程中,如果进行放血、给药、急救等操作时,可以在数据文件中加注释。当记录时,软件界面上方的注释栏中可以输入字符,可以根据具体使用的药物类型和剂量输入适当的内容,直接按"回车"键就会在数据上添加一个注释或单击添加按钮(图 1-2-7)。

键入注释的内容

选择加注的通道号

单击它,完成加注过程

图 1-2-7 注释对话框

(8) 信号范围或振幅调节:在实训过程中,如果某个通道的数据未能完全显示,或显示的图形过大,可以点击每个通道左面的 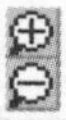 按钮调节数据图形的大小,以使数据图形合适显示。

(9) 实训数据的浏览:拖动时间轴工具条(图 1-2-8)的滚动块或单击滚动条中的方向按钮可以方便地显示任何时间段的实训数据;单击时间轴缩放按钮可以选取合适的时间轴缩放比例(1∶1～2k∶1);Chart 默认的显示方式是即时滚动显示(记录数据时滚动块不能使用,不能查看已记录的实训数据),如单击滚动/回顾显示按钮,该按钮反黑显示,此时在记录的同时可以利用滚动块查看已记录的实训数据。

滚动/回顾显示按钮

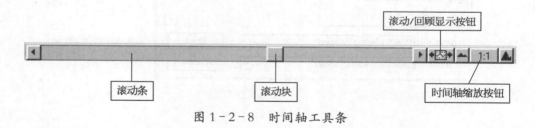

滚动条

滚动块

时间轴缩放按钮

图 1-2-8 时间轴工具条

(10) 数据分析与打印:数据全部记录完成后,首先选择"文件"菜单中的"保存"命令保存数据文件,防止操作中发生意外丢失数据。

1) 如果需要将数据图形粘贴到 Word 等编辑文档中,首先选择需要的数据图形,然后点击"工具栏"中的 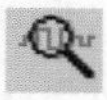 按钮,将数据显示在放大窗口中。选择"编辑"菜单中的"复制 Zoom 窗口"命令,这样放大窗口的数据图形就可以以图像形式粘贴到 Word 等编辑文档中。

2) 分析数据时,首先关闭放大窗口,然后选取需要分析的数据段,之后点击"命令"菜单中的"加到数据板"。选择"工具栏"中的 按钮可以打开数据板,这样就可以看到具体的数值。如果您希望将数据板中的数值粘贴到 Word 等编辑文档中,可以在数据板中选定需要粘贴的数据,直接选择"编辑"菜单中的"复制"命令,然后粘贴到 Word 等编辑文档中。

3) 实训数据的打印:打印前先进行页面设置,单击菜单栏的"File"选项,选取"Page Setup ...",弹出页面设置对话框(图1-2-9上),在对话框中选择纸张大小和打印方向,打印方向一般选择横向打印。把需要打印的数据按先后顺序粘贴在时间轴的最后(参见数据的剪切、复制和粘贴),然后选取它们,再单击菜单栏"File"选项中的"Print Preview ...",预览打印内容,确认打印内容准确无误后,再单击菜单栏的"File"选项中的"Print Selection ...",弹出打印机设置对话框(图1-2-9下),单击"Name"框右侧的下拉式按钮"▶"选择打印机机型;在"Number of Copies"框中输入打印份数;选取"Print Comments"可同时打印注解内容;单击"Properties"按钮可对打印机进一步设置;最后单击"OK"按钮完成打印操作。

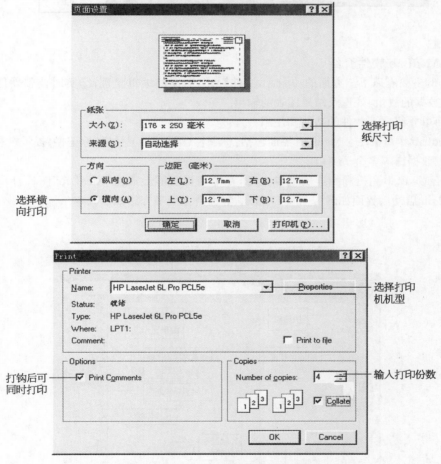

图 1-2-9 页面设置和打印设置

二、MedLab 生物信号采集处理系统的使用

MedLab 生物信号采集处理系统是一套由微机控制的针对"生物信号"的实验仪器。它将传统实验仪器如生物信号前置放大器、多导记录仪、示波器、刺激器等合并起来。使用时,针对不同的生

13

物信号类型选用合适的设置就可以方便地完成实验。

（一）MedLab 硬件介绍（图 1－2－10）

（1）MedLab 有 8 个输入通道，可以同步记录 8 种不同的生物信号。

（2）电刺激输出口，外接电刺激电极对标本进行电刺激。

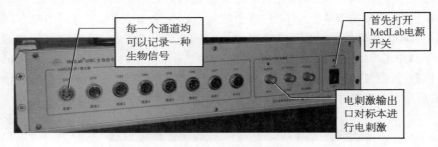

图 1－2－10　注释对话框

（二）MedLab 软件介绍

MedLab 主要有以下三方面的功能：①文件操作，数据的编辑整理；②实时调整硬件的各种参数设置；③数据的测量、处理及结果图表的输出。

下面简单介绍一下软件的功能和使用。

1. MedLab 界面概述　MedLab 界面包括：标题栏、菜单栏、工具栏、标记栏、提示栏和通道采样窗、处理窗、数据窗等多个子窗口。

先打开 MedLab 主机和相连的电脑电源，在电脑视窗屏上双击"MedLab"图标，启动 MedLab 软件，MedLab 启动后界面如图 1－2－11 所示，界面自上而下介绍如下。

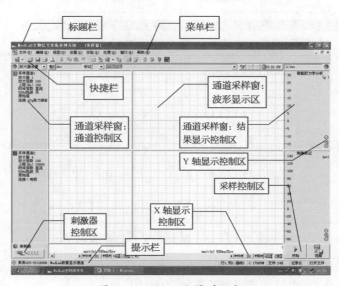

图 1－2－11　注释对话框

（1）标题栏：提示实验名称、存盘文件路径、文件名及包含"缩小""扩大""关闭"按钮。

（2）菜单栏：用于按操作功能不同，分类选择操作，包含如下主菜单名称。

文件：包括所有的文件操作。如打开、存盘、打印、退出等。

编辑：包括所有对信号图像的编辑功能。如剪切、拷贝、粘贴等。

视图：对界面上主要可视部分显示与否进行切换。

设置：对系统运行有关的设置功能进行选择。

实验：对已完成定制实验配置的具体教学与科研实验项目进行选择。

处理：包括所有对信号图形的采样后处理功能。如 FFT 运算、数字滤波等。

窗口：提供一些有关窗口操作的功能。

帮助：包括在线帮助、版权消息与公司网址链接。

（3）快捷工具栏：提供最常用的快捷工具按钮，只要鼠标箭头指向该按钮，单击鼠标左键，即可进入操作。

（4）标记栏：用于添加、编辑实验标记，并可用于实验数据的定位。

（5）通道采样窗：每个通道采样窗分三个部分。第一部分为采样窗的最左侧的"通道控制区"，显示通道号，实时控制放大器硬件。第二部分为采样窗中部的"波形显示区"，采样时动态显示信号波形，处理时静态显示波形曲线，并可人为选定一部分波形做进一步分析处理，MedLab6.0 采用先进的多视窗共享数据的方法，可同时进行多视窗的动态、静态观察或测量。第三部分为采样窗最右侧的"结果显示控制区"，用来显示 Y 轴刻度、采样通道内容、单位，控制基线调节，Y 轴方向波形压缩、扩展，定标操作等。

（6）X 轴显示控制区：用来动态显示采样时间（X 轴），波形曲线的 X 轴拖动控制，X 轴方向波形压缩、扩展控制。

（7）采样控制区：位于"X 轴显示控制区"的右侧用于开始采样，停止采样及采样存盘控制。

（8）刺激器控制区：位于"X 轴显示控制区"的左侧，用于选择刺激器发出刺激的模式，刺激启动开关及刺激参数的实时调整。

（9）提示栏：位于最下部，提示相关的操作信息、MedLab 状态和当前硬盘的可用空间。

2. 实训中的主要软件操作步骤

（1）单击菜单栏的"实验"进入实验选择：①实验配置向导：用户只需按计算机的逐步提示，即可方便完成实验参数的配置。②八类实验子菜单：在这八类实验子菜单下分别有多种具体实验项目，实验人员按实验分类及项目选中后，将适合该实验的 MedLab 配置调出，即可开始实验。所有子菜单下的实验项目都可以重新命名、重新配置，以适应不同学科的不同实验。

（2）采样：由菜单控制采样的入口。按 F5 功能键或右下方采样"开始/停止"按钮效果相同。

（3）存盘：由菜单控制存盘的入口。按 F6 功能键或右下方"观察/存盘"按钮效果相同。

（4）开刺激器：由菜单控制刺激的入口。按 F7 功能键或左下方"观察/存盘"按钮效果相同。

（5）添加标记：由菜单控制添加刺激标记的入口。按 F8 功能键或右上方"标记"按钮效果相同。

（6）打印输出：可将鼠标移至时间显示区，拖动鼠标，选中要打印的波形曲线，再点击"处理窗"及打印快捷键，完成打印工作。

（三）MedLab 软件实例演练

下面以实训项目"动物动脉血压、心电图及呼吸波的记录"为例说明 MedLab 软件的使用。本实验信号种类多，既有非电生物信号的血压与呼吸，又有生物电信号的心电，是一个很典型的生物信号采集处理实验。

1. 选采样方式　本实验是慢信号,适合用"记录仪"方式。点击快捷工具栏上"新建"按钮旁的下拉箭头,在菜单中选"记录仪"。直接在"设置"菜单中用"标准配置"或按快捷键 F4 均可。

2. 设置窗口　点击快捷工具栏上的"通道设置"快捷按钮打开通道设置窗口,通道数用"UP/DOWN"按钮调成"3",内定为1、2、3放大器通道。按"确定"按钮返回。本步骤也可不做,将标准配置中的4个通道中不需要观察的通道窗口用鼠标拉小以至于看不出也可。

3. 设置通道名称　鼠标移至通道1右上的"通用"提示处,单击左键。在弹出菜单中选"处理名称"为"血压"。打开"高级"按钮,将对应的处理方法也设置为"血压",按"确定"按钮返回。鼠标移至通道2右上的"通用"提示处,单击左键。在弹出菜单中选"处理名称"为"心电图",打开"高级"按钮,将对应的处理方法也设置为"心电图",按"确定"按钮返回。鼠标移至通道3右上的"通用"提示处,单击左键。在弹出菜单中选"处理名称"为"呼吸",打开"高级"按钮,将对应的处理方法也设置为"呼吸",按"确定"按钮返回。依此类推,通道2设置为心电图,通道3设置为呼吸。

4. 调节放大参数　第一通道:放大倍数100左右,上限频率用直流。第二通道:放大倍数1 000左右,上限频率100左右,下限频率用0.8 Hz。第三通道:放大倍数500左右,上限频率10左右,下限频率用直流。

5. 连接外置设备　将血压传感器插入第一通道,心电连线插入第二通道,呼吸传感器插入第三通道。

6. 定标

(1) 连接好血压传感器与水银检压计。

(2) 转动三通开关,使血压换能器与大气相通,MedLab 开始采样并将第一通道基线调至与零线相重合。然后接上注射器,向管路内注射液体,使水银检压计逐渐升至某一固定压力值(如100 mmHg),保持采样一小段时间后,停止采样。

(3) 移动鼠标至第一显示道"显示调节区"内"血压"处,单击鼠标,选"定标"打开定标窗口。用鼠标点击波形曲线上升至平稳段的一点,在新值处填上水银检压计示出的压力值(如100 mmHg),确定后退出定标窗,完成定标。

(4) 转动三通开关,接入动脉血管,即可准备开始采集动脉血压信号。

7. 开始采样　按下"开始"按钮。适当调整放大倍数,X、Y轴压缩比,观察记录的曲线。

8. 采样结束　按"停止"键。

9. 打标记　在需要打标记时,可随时在标记编辑框中输入标记内容,点击添加标记按钮,为实验逐一添加标记。

10. 打印输出　要使两个波形曲线一次打印输出,可将鼠标移至时间显示区,拖动鼠标,选中要计算打印的波形曲线,再点击"处理窗"及打印快捷键,完成计算打印工作。

第五节　其他常用设备和附件介绍

一、心电图机

(一) 原理简介

心电图机主要由导联、生物放大器、描记部分、电源等构成。取自人体或动物的心脏电信号由导联引入,输入心电图的放大器,经描记部分将心电图描记在记录纸上。

（二）使用方法

1. **人体心电图的描记** 心电导联将两电极放在体表指定部位，并与心电描记装置相连接，就可以将体表两点间的电位差或一点的电位变化导入描记器进行记录。这种导入体表电位差或电位的连接线路叫做心电导联。心电图的导联主要有双极肢体导联，也叫标准导联；单极肢体加压导联，简称加压导联；单极心前胸部导联，简称胸导联。用导联选择开关，依次记录Ⅰ、Ⅱ、Ⅲ、aVR、aVL、aVF、V_1、V_2、V_3、V_4、V_5、V_6导联的心电图。一般心电图机均有五根不同颜色的导联线。导联线红、黄、绿、白、黑五种颜色，连接的部位是红色—右上肢、黄色—左上肢、绿色—左下肢、白色—胸部（$V_1 \sim V_6$）、黑色—右下肢，黑色线通过心电图机与地线相连接，使右下肢接地，防止交流电干扰。这五根导联线经过一导联选择器，借助波段开关选用或变换导联。

2. **动物心电图的描记** 将大头针套在导联线的插头上，作为针形电极，以代替心电图机的原配电极板。将导联线上的针形电极刺入动物四肢的皮下，测胸导联时另将白色导联线上的针形电极刺入胸前皮下引导心电。

3. **心电图记录方法** 接通电源前，导联选择置"test"位。记录开关置准备位，零点调节器和笔温调节器置中间位。电源开关置关，电源选择开关置AC。接通电源，预热5 min，调节零点。将记录开关转至观察，走纸变速开关拨至25 mm/s。此时试按定标按钮，描笔应上下跳动。将记录开关至记录位，记录纸走动。同时重复按定标按钮，即可描出振幅为10 mm左右的方波。调节增益细调，使1 mV标准电压产生10 mm的振幅。调节笔温调节器，使热笔描出图形浓淡适中。将记录开关置"准备"位，导联选择拨至所需导联（一般用Ⅱ导联即可）。再将记录开关转至"观察"位，即可看到描笔跳动。调节零点后，将记录开关转至"记录"位置，心电波形即描记于纸上。如发现描笔偏向一边，则将该开关拨向"准备"，稍等后再拨向观察。每次更换导联前，应先将开关拨向"准备"再变换导联（心电图机见图1-2-12）。

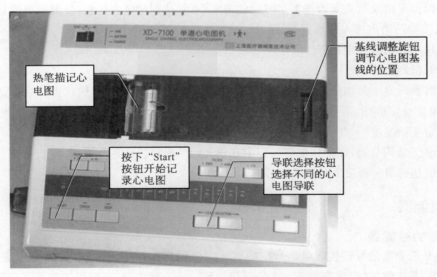

图1-2-12 单道心电图机

4. **装纸** 向下按动装纸扳手，装纸架自行弹出，将其取出，把记录纸夹在装纸架中间有弹性的部位，将装纸架放入，按下即可。

二、恒温平滑肌灌流装置

HW-400E 型恒温槽(图 1-2-13)主要用于调节和维持适应实验中平滑肌运动的各种实验条件如温度、氧气和灌流液,该设备主要用于哺乳类动物离体器官的灌流实验。下面简单介绍 HW-400E 型恒温槽的实验操作方法。

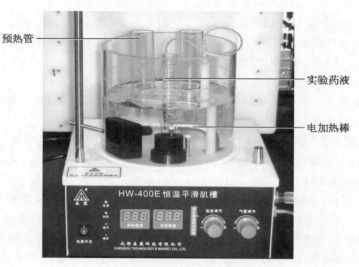

图 1-2-13 HW-400E 型恒温槽的结构

(1) 将恒温平滑肌槽右侧面的排液口和排水口均置于关闭状态。

(2) 在恒温平滑肌槽大筒内添加足够量的清水,水量达到建议水位线(外筒上有建议水位线刻度),然后在实验药筒内加入适量营养液。

(3) 确保电源已经连接良好。

(4) 打开机器电源。

(5) 此时数码显示和加热指示灯快速闪烁,表明系统还没有处于加热状态。当确认水浴内加水后,轻按温度设定旋钮,系统进入加热状态。

(6) 设定实验温度。

(7) 调节气量调节阀,保证在加热过程中有较大的气泡对药液进行搅拌。

(8) 温度达到设定温度后放入实验样本,开始实验。

三、换能器

(一) 张力换能器

换能器是把非电信号转换成电信号的装置。在生理学实验中,有许多被测信号是非电信号,如血压、心搏、肌肉收缩、温度变化等。为便于记录和分析上述信号,必须用换能器将它们转换成电信号。生理学实验中最常用的是压力换能器和张力换能器。在此介绍张力换能器。

张力换能器主要用于记录肌肉收缩曲线,如骨骼肌的收缩、心脏搏动或小肠平滑肌的蠕动。张力换能器能把张力信号转换成电信号输出,如图 1-2-14 所示。根据张力换能器的量程,可分为 30 g、50 g 和 100 g 等量程的张力换能器,因此实验中应根据肌肉收缩力的大小选用不同量程的

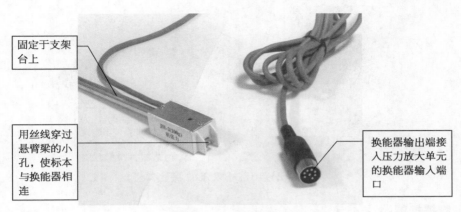

固定于支架台上

用丝线穿过悬臂梁的小孔，使标本与换能器相连

换能器输出端接入压力放大单元的换能器输入端口

图1-2-14　张力换能器

张力换能器。

　　将换能器固定于支架台上，用丝线把实验对象与换能器的悬臂梁相连（实验对象应适当固定，如固定在肌槽上），尽量使丝线和换能器悬臂梁的平面保持垂直。丝线不宜过长，且松紧适中。实验过程中应防止水滴进入换能器内部，以免损坏换能器。将换能器的输出端插入压力放大单元的换能器输入端口，开启四路放大器，选择适当的灵敏度，即可记录出肌肉收缩曲线。

　　（二）压力换能器

　　压力换能器能将血压的变化转换为电能，原理同前。换能器（图1-2-15）的头部用透明罩密封，内充满肝素生理盐水，从排气孔排出所有残气泡，然后夹闭。当外界无压力时，传感器输出为零。当外界压力作用于传感器时，敏感元件的电阻值发生变化，引起传感器产生电信号输出，电信号的大小与外加压力的大小呈线性相关。

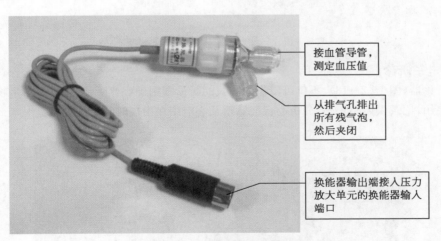

接血管导管，测定血压值

从排气孔排出所有残气泡，然后夹闭

换能器输出端接入压力放大单元的换能器输入端口

图1-2-15　压力换能器

19

　　（三）呼吸流量换能器

　　呼吸流量换能器（图1-2-16）将呼吸流量信号转换成电信号，配合呼吸流量管和接口可以测量人体的呼吸频率、肺活量和每分肺通气量。

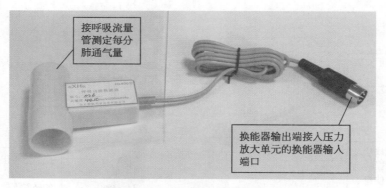

图 1-2-16　呼吸流量换能器

（四）脉搏换能器

白色的传感器片紧贴示指末端腹侧，把脉搏的机械变化转化为电信号，该脉搏换能器的输出端口为通用型端口，可直接连接于 PowerLab 主机的输入端口（图 1-2-17）。

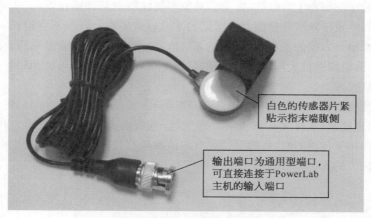

图 1-2-17　脉搏换能器

（五）电子听诊器

电子听诊器（图 1-2-18），不仅可以作为一般的听诊器用于心音听诊，还可以与生物信号采集系统配合使用，记录人体心音图，分析心音与脉搏及心电图在出现时间上的关系。

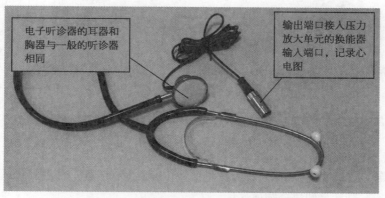

图 1-2-18　电子听诊器

四、刺激电极

（一）普通电极

将两条银丝装嵌在有机玻璃或电木的框套内，银丝上端与接线相连，使用时用以与电刺激输出设备相连，下端银丝裸露少许，用以与组织接触而施加刺激。

（二）保护电极

银丝包埋在绝缘框套中，其下挖一空槽，使银丝裸露少许，以便与组织接触。其他构造与普通电极相同。这种电极用于刺激在体神经干，以保护周围组织免受刺激。

（三）锌铜弓

当互相接触的两片锌铜金属的两端接触组织时会产生电流，可对组织进行刺激，常用来检查坐骨神经腓肠肌标本制备的功能是否良好。当锌铜弓接触湿润的活体组织时，由于锌较铜活泼，易失去电子成为正极，使细胞膜超极化；而铜得电子成为负极，使细胞膜去极化而兴奋。电流方向锌→活体组织→铜方向流动。用锌铜弓测试时活体组织表面必须湿润。根据同样原理，把铝和银相连也可以制成铝银弓和铝银电极，这亦是一种简便的刺激器具。

第三章

常用实验动物和动物
实训技术基础

第一节　常用实验动物

一、常用实验动物的介绍

机能学实训常以动物实训为主,但采取何种动物是决定实训成功与否的关键。目前用于生物医学科学研究的实训动物种类很多,其中最常用和用量最大的是哺乳纲啮齿目动物,如小鼠、大鼠、豚鼠等,其次是兔形目和食肉目的兔、犬、猫等。虽然非人灵长类动物在生物进化及解剖结构等方面都与人十分接近,是医学研究领域中理想的实训动物,但是由于其数量有限,繁殖较慢,价格昂贵,饲养管理费用高,所以在使用中受到一定限制。实训动物的选择应针对实训目的,以及动物的生物学特性给予考虑,如蟾蜍为两栖类动物,生存环境比较简单,常用于制备离体灌流、神经肌肉标本以及进行反射弧分析、肠系膜微循环观察等生理实训;兔的减压神经在颈部与迷走、交感神经分开行走而单成一束,便于研究减压神经与心血管活动的关系;豚鼠的前庭器官、听觉器官较敏感,且乳突部骨质较薄,常用于内耳迷路破坏实训及微音器效应观察。下面就机能学实训常用的实训动物,对其生物学特性逐一进行简介。

（一）蟾蜍

蟾蜍属于两栖纲无尾目。由于进化较低,其离体标本(如心脏、腓肠肌等)能在较长时间内保持着自律性和兴奋性,而且其容易获得和价格便宜,故而经常被用于药物对心脏的影响、反射弧分析以及肌肉收缩等机能学实训中。

（二）小鼠

生命科学研究中常用的小鼠是野生鼷鼠的变种,在生物分类学上属于哺乳纲啮齿目鼠科鼠属。小鼠是啮齿目中体型较小的动物。新生小鼠 1.5 g 左右,周身无毛,皮肤赤红,21 日断乳时体重为 12～15 g,1.5～2 月龄体重达 20 g 以上,可供实训使用。小鼠发育成熟时体长小于 15.5 cm,雌小鼠成年体重 18～35 g,雄鼠成年体重 20～40 g。小鼠成熟早,繁殖力强,寿命 1～3 年。

（三）大鼠

实训大鼠属脊椎动物门哺乳纲啮齿目鼠科大鼠属。大鼠体型较小,遗传学和寿龄较为一致,对实训条件反应也较为近似,常被誉为精密的生物工具。新生大鼠重 5～6 g,成年体重雄鼠为 300～400 g,雌鼠为 250～300 g。大鼠性情温顺,行动迟缓,易捕捉,不似小鼠好斗。但受惊吓或捕捉方法粗暴时,也很凶暴,常咬人。大鼠成熟快,繁殖力强,寿命依品系不同而异,平均为

2.5～3 年,40～60 日性成熟。大鼠(包括小鼠)心电图中没有 S-T 段,甚至有的导联也测不到 T 波。

(四) 豚鼠

豚鼠,属哺乳纲啮齿目豚鼠科豚鼠属。豚鼠又被称作荷兰猪、天竺鼠、土拨鼠等。属草食动物,豚鼠性情温顺,胆小,耳蜗管发达,听觉灵敏,对外界刺激极为敏感。豚鼠的生理生化值,常随年龄、品系、性别、环境和测定方法的不同而有很大差异;豚鼠的体温调节能力较差,对环境温度的变化较为敏感,饲养豚鼠的最适温度为 18～20 ℃;豚鼠体内缺乏维生素 C 合成酶,自身不能合成维生素 C,需从外界完全补给。豚鼠对抗生素敏感,尤其是青霉素以及杆菌肽、红霉素、金霉素等,轻者发生肠炎,重者造成死亡。

(五) 家兔

家兔属兔形目兔科。生物医学研究中常用的家兔均为欧洲兔的后代,使用最多的有新西兰兔、大耳白兔、青紫兰兔、荷兰兔、弗莱密西兔。家兔为草食性动物,性情温顺,胆小易惊,善居安静、清洁、干燥、凉爽、空气新鲜的环境,耐冷不耐热,耐干不耐湿。

家兔耳大,表面分布有清晰的血管。嘴小,喉部狭窄,气管插管困难,在进行吸入麻醉时易导致喉痉挛。心脏传导组织中几乎没有结缔组织,主动脉窦无化学感受器,仅有压力感受器。而减压神经即主动脉神经与迷走神经、交感神经干完全分开。家兔单胃,胃常处于排空状态,不会呕吐,盲肠发达,约占腹腔 1/3,小肠的吸收功能与人、豚鼠一样,不能透过大分子物质;家兔体温的正常范围为 38.5～39.5 ℃;家兔静态时以腹式呼吸为主,每分钟 20～120 次。

二、常用实验动物的捉持和固定

动物的捉持和固定是进行动物实训的基本操作之一,正确的捉持固定动物是为了不损害动物健康,不影响观察指标,并防止被动物咬伤,保证实训顺利进行。下面介绍几种常用动物的捉持和固定方法。

1. 家兔的捉拿和固定

(1) 家兔的捉持:家兔习性温顺,不会咬人,除脚爪锐利应避免被其抓伤外,较易捕捉。拿时切忌以手提抓兔耳、拖拉四肢或提拿腰背部。正确捉持家兔的方法(图 1-3-1)是:右手抓住颈背部皮肤,轻提动物,左手托其臀部,使家兔的体重主要落在左手掌心,家兔呈坐位姿势。家兔两耳虽长易捉,但不能承受全身重量,若伤了两耳会影响静脉注射。

(2) 家兔的固定:家兔的固定依不同的实训需要,常用兔盒或兔台固定。

1) 兔盒固定:用于耳血管注射、取血或观察耳部血管的变化等。此时可将家兔置于木制或铁皮制的兔固定盒内(图 1-3-2)。

2) 兔台固定:在需要观察血压、呼吸和进行颈、胸、腹部手术时,应将家兔以仰卧位固定于兔手术台上。固定方法是:先以 4 条 1 cm 宽的布带做成活的圈套(图 1-3-3a),分别套在家兔的四肢腕或距小腿关节上方,抽紧布带的长头,将家兔仰卧位放在兔手术台上,再将头部用兔头固定器固定,然后将两前肢放平直,把两前肢的系带从背部交叉穿过,使对侧的布带压住本侧的前肢,将四肢分别系在兔手术台的木柱上(图 1-3-3b)。

2. 小鼠的捉持和固定　小鼠较大鼠温和,虽也要提防被其咬伤手指,但无需戴手套捕捉。右手抓住尾部,将之置于铁丝笼或粗糙的平面上,用左手的拇指和示指抓住小鼠两耳后颈背部皮肤,将鼠体置于左手心中,拉直后肢,以环指及小指按住鼠尾部即可(图 1-3-4a、b)。有经验者可直接用左手小指钩起鼠尾,迅速以拇指、示指、中指捏住其耳后项背部皮肤亦可(图 1-3-4c)。如操作时间较长,也可固定于小鼠固定板上。捉拿大鼠时方法相同,可戴手套。

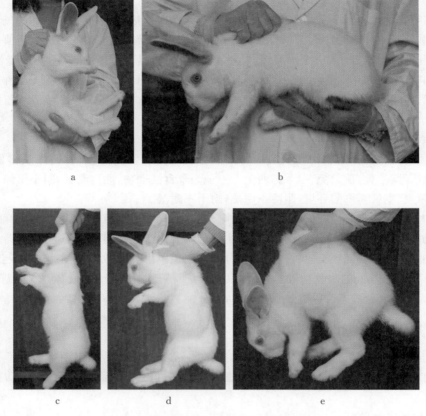

图 1-3-1　家兔的捉持方法

图 c、d、e 的捉持方法不正确,图 a、b 的捉持方法正确

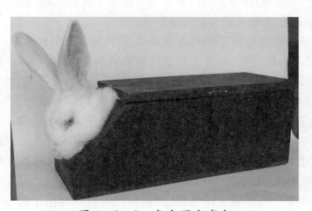

图 1-3-2　兔盒固定家兔

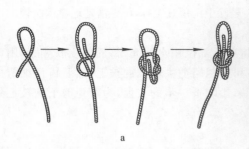
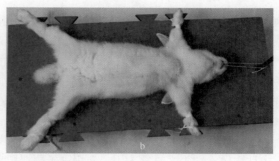

图 1-3-3　兔台固定家兔

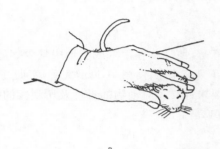
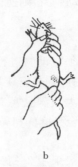
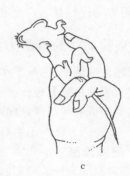

图 1-3-4　小鼠的捉持和固定

3. 蟾蜍的捉持和固定　蟾蜍捉持方法(图1-3-5)宜用左手将动物背部贴紧手掌固定,以中指、环指、小指压住其左腹侧和后肢,拇指和示指分别压住左、右前肢,右手进行操作。应注意勿挤压其两侧耳部突起的毒腺,以免毒液喷出射进眼中。蟾蜍的固定可用蛙足钉将蟾蜍四只脚钉在蛙板上即可。

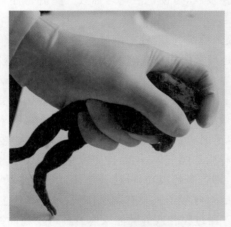

图 1-3-5　蟾蜍的捉持

三、动物被毛的去除方法

动物的被毛常能影响实训操作和结果的观察,因此实训中常需去除或剪短动物的被毛。除毛的方法有拔毛、剪毛、剃毛和脱毛剂法四种。

(一) 拔毛法

此法简单实用,在各种动物做皮下静脉注射或取血,特别是家兔耳缘静脉注射或采血时常用。将

25

动物固定后,用拇指和示指将所需部位的被毛拔去即可。若涂上一层凡士林,可更清楚地显示血管。

(二) 剪毛法

是急性实训中最常用的方法。将动物固定后,先将剪毛部位用水湿润,将局部皮肤绷紧,用弯头手术剪紧贴动物皮肤依次将所需部位的被毛剪去。可先粗略剪去较长的被毛,然后再仔细剪去毛桩。千万注意不能用手提着皮毛剪;否则易剪破皮肤,影响下一步的实训,为避免剪下的被毛到处乱飞,应将剪下的被毛放入盛水的烧杯内。

(三) 剃毛法

大动物做慢性手术时常采用。先用刷子蘸温肥皂水将需剃毛部位的被毛充分浸润,然后用剃毛刀顺被毛方向进行剃毛。若采用电动剃刀,则逆被毛方向剃毛。

四、实验动物的麻醉方法

在急、慢性实训中,施行手术前必须对动物进行麻醉,使动物在手术或实训中减少疼痛,保持安静,以使实训项目顺利进行。理想的麻醉药应具备下列三个条件:第一,麻醉完善,实训过程中动物无挣扎、动弹或鸣叫现象,麻醉时间大致满足实训要求;第二,对动物的毒性及所观察的指标影响最小;第三,使用方便。动物麻醉分全身麻醉和局部麻醉。

(一) 局部麻醉

亦称局部浸润麻醉。局部麻醉一般采用2‰普鲁卡因溶液作为麻醉药。操作方法是:将动物固定,局部手术野去毛,用左手拇指及中指将动物的局部皮肤提起使成一皱褶,并用示指按压皱褶的一端,使成三角体,增大皮下空隙,以利针刺。右手持装有麻醉药品的注射器,自皱褶处刺入皮下(有突破感和无阻力感),并将针头平行地全部扎入,当确信针头在皮下时即可松开皱褶注入药液,边注药边向后退移针头,同时注意向两侧注药,直至整个手术切口部位完全被麻醉药浸润为止,拔出针头,用手轻轻揉捏注射部位皮肤,以使药液均匀弥散。注射完后1min左右即可手术。

(二) 全身麻醉

全身麻醉的方法有乙醚吸入麻醉、腹腔注射麻醉和静脉注射麻醉等。

1. **乙醚吸入麻醉** 乙醚是最常用的吸入麻醉剂。乙醚为无色透明液体,极易挥发,挥发的气体有特殊的刺激味,且易燃易爆。乙醚可用于多种动物的麻醉。给小动物麻醉时,可将蘸湿乙醚的棉花和小动物一起放入容器内,并密切观察动物的反应,如呼吸频率变化和活动情况改变,当动物发生瘫软时,说明麻醉已发生效应,可移开容器和棉花。注意不可吸入乙醚过量,否则会引起动物死亡。给大动物如家兔实施麻醉时,可将蘸湿乙醚的棉花放在一大烧杯中,将家兔头部固定,将烧杯套在家兔口鼻部,使其吸入杯中乙醚气体,同时检查家兔角膜反射和四肢张力,一旦发生角膜反射消失,四肢张力减弱或消失,即告麻醉成功,可移开烧杯。同样注意不可麻醉过深。

乙醚麻醉时需注意,因乙醚对呼吸道黏膜有刺激作用,可使其产生大量分泌物,易阻塞气道。

2. **腹腔或静脉注射麻醉** 通过腹腔或静脉注入麻醉药可实施动物麻醉。例如,戊巴比妥钠为白色粉末,用时配成1%的溶液,以3 ml/kg剂量进行静脉注射。戊巴比妥钠的药效作用发生快,持续时间3～5 h。静脉注射时(家兔选择耳缘静脉注射,如图1-3-6所示),前1/3剂量可快速注射,以快速度过兴奋期;后2/3剂量则应缓慢注射,并密切观察动物的肌紧张状态、呼吸频率和深度及角膜反射。动物麻醉后,常因麻醉药的作用以及肌肉松弛和皮肤血管扩张而致使体温缓慢下降,所以应设法保温。又如,乌拉坦多数动物实训都可使用,但常用于小动物的麻醉。猫和家兔可采用静脉注射、腹腔注射或直肠灌注等多种途径给药。本药易溶于水,使用时可配制成10%～25%浓度的溶液。

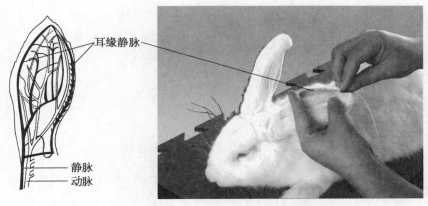

图1-3-6 家兔耳部血管分布和耳缘静脉注射方法

使用全身麻醉时应注意以下几点。

（1）静脉麻醉时，速度应当缓慢并密切注意麻醉深度。最佳麻醉深度的指标是皮肤夹捏反应消失，头颈及四肢肌肉松弛，动物卧倒，呼吸深慢而平稳，瞳孔缩小，角膜反射明显迟钝或消失。

（2）麻醉过浅时，动物出现挣扎、呼吸急促及鸣叫等反应。此时可补充麻醉药，但一次补充注射剂量不宜超过总量的1/5，待动物安静和肢体放松后可继续实训。

（3）麻醉过量时，动物可出现呼吸深慢而不规则甚至呼吸停止、血压下降、心跳微弱或停止。此时可给予人工呼吸或静脉注射苏醒剂，直至呼吸恢复，常用苏醒剂有：咖啡因（1 mg/kg）、尼可刹米（2～5 mg/kg）、山梗菜碱（0.3～1 mg/kg）等。麻醉中还应注意有无分泌物阻塞呼吸道，如有则应及时吸出或做气管插管以保证呼吸道通畅。

用于全身麻醉的药品种类有多种。具体药物，给药途径和剂量见表1-3-1。

表1-3-1 常用非挥发全身麻醉药的用法及剂量

药 物	动 物	给药途径	剂量(mg/kg)	作用时间
戊巴比妥钠 (sodium pen-tobarbital)	家兔	静脉	30	2～4 h,中途加1/5量,可维持1 h以上,麻醉强,容易抑制呼吸
		腹腔	40～50	
	大、小鼠	腹腔	40～50	
硫喷妥钠 (sodium pentothal)	家兔	静脉	80～100	15～30 min,麻醉力强,宜缓慢注射
	大鼠	腹腔	40	
	小鼠	腹腔	15～30	
氯醛糖 (chloralose)	家兔	静脉	80～100	3～4 h,诱导期不明显
	大鼠	腹腔	50	
乌拉坦 (氨基甲酸乙酯,urethane)	家兔	静脉	750～1 000	2～4 h,毒性小,主要适用于小动物的麻醉
	大、小鼠	皮下或肌内	800～1 000	

（三）神经损伤麻醉

蟾蜍常采用破坏脑和脊髓的方法麻醉。即左手握住蟾蜍，使其头部前倾，用右手示指触摸枕骨大孔位置，即可用探针刺入，破坏脑脊髓（图1-3-7）。

27

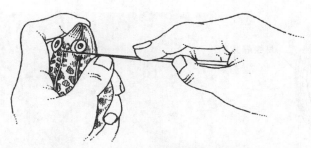

图 1-3-7 破坏蟾蜍脑和脊髓

五、实验动物的给药方法

在动物实训中,为了观察药物对机体功能、代谢及形态的作用,常需将药物注入动物体内。给药的方法是多种多样的,可根据实训目的、实训动物种类和药物剂型等情况确定。

（一）经口给药法

1. 灌胃法　此法给药剂量准确,是用灌胃器将药物直接灌到动物胃内的一种常用给药方法。

（1）鼠类灌胃法:鼠类的灌胃器由注射器和特殊的灌胃针构成。左手固定鼠,右手持灌胃器,将灌胃针从鼠的左口角插入口中,压其头部,使口腔和食管成一直线,将灌胃针沿咽后壁慢慢插入食管,使其前端到达膈的位置。灌胃针插入时应无阻力,如有阻力或动物挣扎则应退针或将针拔出,以免损伤、穿破食管或误入气管。为防止插入气管,注入药液前应回抽注射器针栓,无空气被回抽,方可将药液注入。（图 1-3-8）

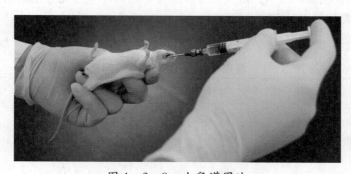

图 1-3-8 小鼠灌胃法

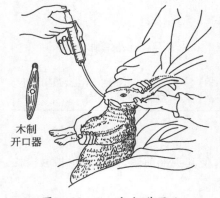

木制
开口器

图 1-3-9 家兔灌胃法

（2）家兔、犬的灌胃法:灌胃一般要借助于开口器、灌胃管进行。先将动物固定,再将开口器固定于上、下门齿之间,然后将灌胃管（常用导尿管代替）从开口器的小孔插入动物口中,沿咽后壁而进入食管。插入后应检查灌胃管是否确实插入食管。可将灌胃管外开口放入盛水的烧杯中,若无气泡产生,表明灌胃管被正确插入胃中,未误入气管。此时将注射器与灌胃管相连,注入药液,再推入少量的水或空气,将胃管内的药液冲入胃内。灌胃完毕,先拔出胃管再拿出开口器。（图 1-3-9）

现将几种动物一次灌胃能耐受的最大容积列表,以供参考（表 1-3-2）。

表 1-3-2　各种动物一次灌胃能耐受的最大容量

动物种类	体重(g)	最大容积(ml)	动物种类	体重(g)	最大容积(ml)
家兔	>3 500 2 500~3 500 2 000~2 400	200 150 100	大鼠	>300 250~300 200~249 100~199	8.0 6.0 4.0~5.0 3.0
小鼠	>30 25~30 20~24	1.0 0.8 0.5	豚鼠	>300 250~300	6.0 4.0~5.0

2. 口服法　口服给药是把药物混入饲料或溶于饮水中让动物自由摄取。此法优点是简单方便,缺点是剂量不能保证准确,且动物个体间服药量差异较大。本方法适用于对动物疾病的防治和制造某些与食物相关的人类疾病动物模型。大动物在给予片剂、丸剂、胶囊剂时,可将药物用镊子或手指送到舌根部,迅速关闭口腔,将其头部稍稍抬高,使其自然吞咽。

（二）注射给药法

1. 皮下注射　一般选取皮下组织疏松的部位,大鼠、小鼠和豚鼠可在颈后肩胛间、腹部两侧做皮下注射;家兔可在背部或耳根部做皮下注射;猫、犬则在大腿外侧做皮下注射。

2. 皮内注射　将注射部位脱毛、消毒,用左手拇指和示指压住皮肤并使之绷紧,在两指之间用皮试针头紧贴皮肤表层刺入皮内,向上挑起并再稍刺入,即可缓慢注射,皮肤表面出现白色橘皮样隆起,若隆起可维持一定时间,则证明药液确实注射在皮内。

3. 肌内注射　一般选肌肉发达、无大血管通过的部位。大鼠、小鼠、豚鼠可注射大腿外侧肌肉;家兔可在腰椎旁的肌肉、臀部或股部肌内注射;犬、猴等大型动物选臀部注射。注射前应检查肌肉的厚度,并控制注射深度。注射时针头宜垂直迅速刺入肌肉,回抽注射器针栓如无回血现象,即可注射。

4. 腹腔注射　给大鼠、小鼠进行腹腔注射时,以左手固定动物,使腹部向上,为避免伤及内脏,应尽量使动物头处于低位,使内脏移向上腹,右手持注射器从下腹两侧向头部方向刺入皮下,针尖稍向前进针 3~5 mm,再将注射器沿 45°斜向穿过腹肌进入腹腔,此时有落空感,回抽无回血、尿、肠液,即可注入药液(图 1-3-10)。注意:针头不要刺入过深,进针部位不要太靠上腹部,以免穿透和刺破内脏。家兔、犬等动物腹腔注射时,可由助手固定动物,使其腹部朝上,实验者即可进行操作。其位置:家兔下腹部近腹中线左右两侧 1 cm 处,犬脐后腹中线两侧 1~2 cm 处进行腹腔注射。

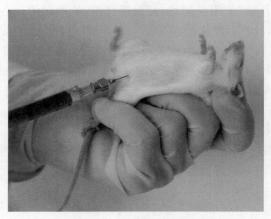

图 1-3-10　小鼠腹腔注射法

5. 静脉注射

（1）大鼠和小鼠：常采用尾静脉注射（图1-3-11）。注射时，先将动物固定在暴露尾部的固定器内，尾部用45～50℃的温水浸润几分钟或用75％酒精棉球反复擦拭使血管扩张，并使表皮角质软化。以左手拇指和示指捏住鼠尾两侧，用中指从下面托起鼠尾，使针头尽量采取与尾部平行的角度进针，从尾末端处刺入，注入药液。若推注时有阻力，且局部变白表明针头没有刺入血管，应拔出后重新穿刺。穿刺血管宜从鼠尾末端开始，失败后可向近心端移动再次穿刺。注射后把尾部向注射侧弯曲，或拔针后随即以干棉球按住注射部位以止血。

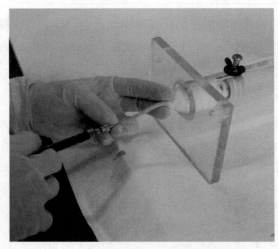

图1-3-11　小鼠尾静脉注射法

（2）豚鼠：可采用前肢皮下小静脉、后肢小隐静脉注射或耳缘静脉注射。

（3）家兔：一般采用耳缘静脉注射，此部位静脉表浅易固定。注射时先将家兔用固定盒固定，拔去注射部位的毛，用酒精棉球涂擦耳缘静脉，并用手指弹动或轻轻揉擦兔耳，使静脉充血，然后用左手示指和中指压住耳根端，拇指和小指夹住耳边缘部，以环指放在耳下垫住，右手持注射器尽量从静脉远端刺入血管，移动拇指和环指固定针头，放开示指和中指，注入药液。注射后，用纱布或脱脂棉压迫止血。

（4）犬：常采用前肢内侧皮下小静脉或后肢外侧小隐静脉注射。注射部位除毛消毒后，在静脉血管的近心端用橡皮带扎紧（或用手握紧）使血管充盈，从静脉的远心端将注射针头平行血管刺入，回抽针栓，如有回血，放松对静脉近端的压迫，将药液缓缓注入。

（5）蟾蜍：蟾蜍皮下有数个淋巴囊，注入药物容易吸收，由于蟾蜍皮肤很薄又缺乏弹性，注射药物易从针孔溢出，常用颌下淋巴囊注射法。取蟾蜍一只，一手抓住蟾蜍身体，固定四肢，使腹部朝上；另一手持4～7号针头将针头插入口腔，通过下颌肌肉而刺入，注射药液后拔出针头，由于下颌肌肉收缩使针孔闭合，可避免药液漏出。

（三）给药容量

不同种类的实验动物一次给药时所能耐受的最大容量是不同的，灌胃药量太多易导致急性胃扩张，静脉给药容量太多易导致多种急性心力衰竭和肺水肿。不同种类实验动物一次给药最大耐受容量如表1-3-3。

表1-3-3 常用实验动物不同途径的最大给药量(ml)

给药途径	小鼠	大鼠	豚鼠	家兔	犬
灌胃	0.5	5.0	6.0	150.0	500.0
皮内注射	0.1	0.1	0.1	0.2	0.3
皮下注射	0.5	1.0	2.0	3.0	10.0
肌内注射	0.2	0.5	1.0	2.0	5.0
静脉注射	0.5	4.0	5.0	10.0	25.0
腹腔注射	1.0	3.0	5.0	10.0	

(四)给药剂量

观察药物对实验动物的影响,要确定给药剂量。查阅文献是一个简便的方法,若不能查到相关文献,可参考其他动物或人的用药剂量计算。推算方法很多,此处仅举按体重换算的方法。

已知A种动物每千克体重的用药剂量,要估算B种动物的每千克体重的用药剂量,可先查表1-3-4,找出折算系数(W),再按下式计算:

$$B 种动物的剂量(mg/kg) = W \times A 种动物的剂量(mg/kg)$$

表1-3-4 动物与成人每千克体重剂量折算系数表(W)

| B种动物或成人 | A种动物或成人 | | | | | |
	小鼠	大鼠	豚鼠	家兔	犬	成人
小鼠	1.0	1.4	1.6	2.7	4.8	9.01
大鼠	0.7	1.0	1.14	1.88	3.6	6.25
豚鼠	0.61	0.87	1.0	1.65	3.0	5.55
家兔	0.37	0.52	0.6	1.0	1.76	3.30
犬	0.21	0.28	0.34	0.56	1.0	1.88
成人	0.11	0.16	0.18	0.304	0.531	1.0

例如,小鼠对某药的最大耐受量为20 mg/kg,要折算出家兔的剂量。查表,A动物为小鼠,B动物为家兔,交叉点为折算系数W=0.37,家兔的用药量为:0.37×20 mg/kg=7.4 mg/kg。

这种方法折算的剂量有一定的参考价值,但并非完全适用于所有的药物。动物体重应为成熟期动物平均体重,过重、过轻误差都会增大。

六、常用生理溶液和药物的配制

(一)常用生理溶液的成分和配制

在进行离体组织或器官实验时,为了维持标本的"正常"功能活动,必须尽可能地使标本所处的环境因素与体内相近似。这些因素包括电解质成分、渗透压、酸碱度、温度、葡萄糖和氧含量等。这样的溶液称为生理溶液。最简单的生理溶液为0.9%(恒温动物)或0.65%(变温动物)的NaCl溶液,又称生理盐水。因生理盐水的理化特性与体液有很大不同,所以难以长时间维持离体组织或器官的正常活动。为此S. Ringer研制了能维持蛙心长时间跳动的溶液,称为林格液(又称任氏液)。常用的生理溶液包括用于两栖类动物的林格液和用于哺乳类动物的台氏液,表1-3-5是常用生理溶液的配制方法。

表 1-3-5　常用生理溶液的配制

成分	浓度(%)	林格液 (用于两栖类,ml)	台氏液 (用于哺乳类胃肠,ml)	台氏液 (用于哺乳类心肌,ml)
NaCl	20	32.5	40.0	40.0
KCl	10	1.4	2.0	4.0
$CaCl_2$	10	1.2	2.0	2.0
NaH_2PO_4	1	1.0	5.0	10.0
$MgCl_2$	5		2.0	1.0
$NaHCO_3$	5	4.0	20.0	40.0
葡萄糖		2 g(可不加)	1 g	2 g
加蒸馏水至		1 000	1 000	1 000

注:配制时,先将除 $CaCl_2$ 以外的母液按比例倒入容器中,然后加蒸馏水至所配溶液体积的2/3,最后滴加 $CaCl_2$ 母液,同时要边加边搅拌,并加蒸馏水至刻度线。葡萄糖临用时加入,用时需充以 95%O_2+5%CO_2 的混合气体,并用 NaOH/HCl 校正 pH 至 7.4 左右。

(二)药物的配制方法

1. **药物浓度**　是指一定量液体或固体制剂中所含主药的分量。常用以下几种表示法。

(1)百分浓度:每 100 ml(g)溶液所含溶质的 g(ml)数,用符号%表示。例如:5% NaCl 溶液,即指 100 ml 溶液中含有 NaCl 5 g。

(2)比例浓度:用比例式计算,是指几克(毫升)溶质,制成几毫升溶液,用 1:X 比例式表示。例如:1:1 000 肾上腺素溶液,即指 1 000 ml 溶液中含有肾上腺素 1 g。

(3)物质的量浓度:溶质(用字母 B 表示)的物质的量浓度是指单位体积溶液中所含溶质 B 的物质的量,常用单位为 mol/L。物质的量浓度也可以用以下的公式表示:物质的量浓度(mol/L)=溶质的物质的量(mol)/溶液的体积(L)。

例如:配制 1 mol/L 的氯化钠溶液时,氯化钠的相对分子量为 23+35.5=58.5,故称取 58.5 g 氯化钠,加水溶解,定容至 1 000 ml 即可获得 1 mol/L 的氯化钠溶液。

2. **剂量换算和药物配制**

(1)动物实训所用药物的剂量,一般按 mg/kg(或 g/kg)计算,应用时须从已知药液浓度换算出相当于每千克体重应注射的药物量(ml),以便给药。

例题:小鼠体重 18 g,腹腔注射盐酸吗啡 10 mg/kg,药物浓度为 0.1%,应注射多少 ml?

计算方法:0.1%的溶液 1 ml 含药物 1 mg,剂量为 10 mg/kg 相当于容积为 10 ml/kg。小鼠用药剂量常以 mg/10 g 计算,换算成容积时也以 ml/10 g 计算,故腹腔注射盐酸吗啡量等于 0.1 ml/10 g,18 g 重的小鼠注射 0.18 ml,如 20 g 体重小鼠,给 0.2 ml,以此类推。

(2)在动物实训中有时须根据药物的剂量及某种动物给药途径的药液容量,然后配制相当的浓度以便于给药。

例题:给家兔静注戊巴比妥钠 30 mg/kg,注射量为 1.2 ml/kg,应配制戊巴比妥钠的浓度是多少?

计算方法:30 mg/kg 相当于 1.2 ml/kg,因此 1.2 ml 溶液应含 30 mg 药物,如要算成百分比浓度 1.2 : 30＝100 : X，X＝2 500 mg＝2.5 g，即 100 ml 含 2.5 g，故应配成 2.5% 的戊巴比妥钠。

七、常用实验动物实训后的处死方法

处死实训动物应遵循动物安乐死的基本原则，即尽可能缩短动物致死时间，尽量减少其痛苦。

1. 颈椎脱臼法　大、小鼠最常用的处死方法。用拇指和示指用力往下按住鼠头，另一只手抓住鼠尾，用力稍向后上方一拉，使之颈椎脱臼，造成脊髓与脑髓断离，动物立即死亡。

2. 空气栓塞法　主要用于大动物的处死，用注射器将空气急速注入静脉，可使动物致死。当空气注入静脉后，可在右心随着心脏的搏动使空气与血液相混致血液呈泡沫状，随血液循环到全身。如进入肺动脉，可阻塞其分支，进入心脏冠状动脉，造成冠状动脉阻塞，发生严重的血液循环障碍，动物很快致死。一般兔与猫可注入 10～20 ml 空气，犬可注入 70～150 ml 空气。

3. 急性大失血法　用粗针头一次采取大量心脏血液，可使动物致死。豚鼠与猴等皆可采用此法。大、小鼠可采用眼眶动、静脉大量放血致死。犬和猴等在麻醉状态下，暴露出动物的颈动脉，在两端用止血钳夹住，插入套管，然后放松近心端的止血钳，轻轻压迫胸部，尽可能大量放血致死。犬也可采用股动脉放血法处死。硫喷妥钠 20～30 mg/kg 静脉注射，犬则很快入睡，然后暴露股三角区，用手术刀在股三角区做一个约 10 cm 的横切口，将股动、静脉全部切断，立即喷出血液，用一块湿纱布不断擦去股动脉切口处的血液和凝块，同时不断用自来水冲洗流血，使股动脉切口保持通畅，动物 3～5 min 内可致死。

4. 吸入麻醉致死法　应用乙醚吸入麻醉的方法处死，大、小鼠在 20～30 s 陷入麻醉状态，3～5 min 死亡。应用此法处死豚鼠时，其肺部和脑会发生小出血点，在病理解剖时应予注意。

5. 过量麻醉法　应用戊巴比妥钠注射过量麻醉致死，豚鼠可用其麻醉剂量 3 倍以上的剂量腹腔注射；猫可采用本药麻醉量的 2～3 倍药量静脉注射或腹腔内注射；兔可用本药 80～100 mg/kg 的剂量急速注入耳缘静脉内；犬可用本药 100 mg/kg 静脉注射。

6. 其他方法　大、小鼠还可采用击打法、断头法、CO_2 吸入法致死。具体操作为右手抓住鼠尾提起动物，用力摔击鼠头部，动物痉挛致死，或用小木槌用力击打头部致死。用剪刀在鼠颈部将鼠头剪掉，由于剪断了脑脊髓，同时大量失血，动物很快死亡。目前国外多采用断头器断头，将动物的颈部放在断头器的铡刀处，慢放下刀柄接触到动物后，用力按下刀柄，将头和身体完全分离，这时有血液喷出，要多加注意。吸入 CO_2，此法安全、人道、迅速，被认为是处理啮齿类的理想方法，国外现多采用此法。可将多只动物同时置入一个大箱或塑料袋内，然后充入 CO_2，动物在充满 CO_2 的容器内 1～3 min 内死去。

第二节　基本操作技术

一、常用手术器械的使用

综合医学基础实训的常用手术器械可分为两栖类手术器械和哺乳类动物手术器械两大类。了解各种手术器械的结构特点和基本性能是正确掌握和熟练运用这些器械的保证，也将为外科护理实训操作打下基础。常用手术器械如图 1-3-12 所示。

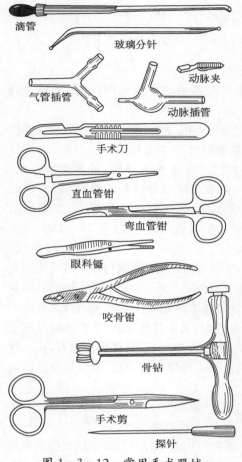

滴管
玻璃分针
动脉夹
气管插管
动脉插管
手术刀
直血管钳
弯血管钳
眼科镊
咬骨钳
骨钻
手术剪
探针

图1-3-12 常用手术器械

（一）两栖类手术器械

1. 剪刀 大剪刀用于剪断骨骼、肌肉、皮肤等较硬或坚韧的组织；小剪刀用于剪断神经、血管等细软组织。

2. 镊子 用于夹捏细软组织。

3. 玻璃分针 用于分离血管和神经等。

4. 探针 用于破坏脑和脊髓。

5. 蛙心夹 使用时于心脏舒张时夹住心尖，另一端通过丝线连接张力换能器，用以描记心脏舒缩活动。

6. 蛙板 将蟾蜍腿钉在蛙板上，以便操作。为减少损伤，制备的神经肌肉标本不要直接放在蛙板上。

（二）哺乳类动物手术器械

1. 手术刀 用于切开皮肤和脏器。常用持刀法有执笔式、抓持式和反挑式等。

一般用止血钳安装和取下刀片（图1-3-13）。执刀姿势视切口大小、位置等不同而有指压式（又称琴弓式或执弓式）、抓持式（或称提刀式）、执笔式及反挑式（外向执笔式）等持法，见图1-3-14a～d。指压式为最常用的一种执刀方法，发挥腕和手指的力量，多用于腹部皮肤切开及切断钳夹的组织。抓持式用于切割范围较广、用力较大的坚硬组织，如肌腱、坏死组织、慢性增生组织等，力量在手腕。执笔式用以切割短小切口，用力轻柔而操作精细，如分离血管和神经以及切开腹膜小口等，动作和力量主要在手指。反挑式的手法是刀刃由内向外挑开，以避免深部组织或器官损伤，如腹膜切开或挑开狭窄的腱鞘等。

2. 手术剪 剪毛用弯头剪刀；剪开皮肤、皮下组织和肌肉时使用直手术剪；剪开血管、输尿管等做插管时用眼科剪刀。手术剪执法均为拇指和环指分别插入两个柄环内，但不宜过深，示指自然地压在剪轴处，其余二指护在剪柄相应部位，以协助掌握方向和用力（图1-3-15）。

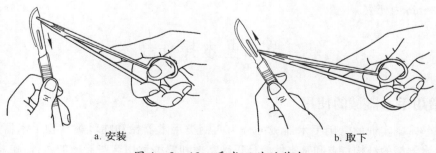

a. 安装　　　　　　　　　　b. 取下

图1-3-13 手术刀片的装卸

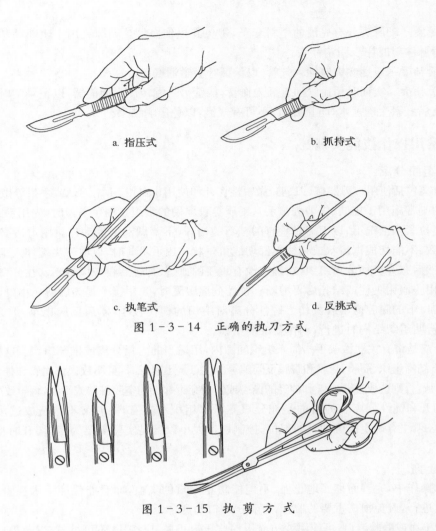

a. 指压式　　　　b. 抓持式

c. 执笔式　　　　d. 反挑式

图 1 - 3 - 14　正确的执刀方式

图 1 - 3 - 15　执 剪 方 式

3. 止血钳　常用的是蚊式钳。止血钳的作用一是尽量少地夹住出血的血管或出血点达到止血目的;二是用于分离组织、牵引缝线等。止血钳是生理手术中钝性分离的最常用器械。正确的执钳方式见图 1 - 3 - 16。

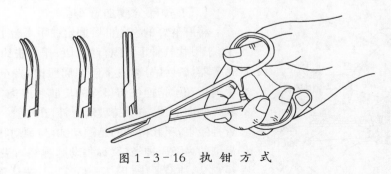

图 1 - 3 - 16　执 钳 方 式

4. 镊子　夹捏较大、较厚的组织和牵拉皮肤切口时使用有齿镊;夹捏细软组织(如血管、黏膜)用无齿镊;做动脉插管时,可用弯头眼科镊扩张切口,以利导管插入。

5. 动脉夹 动脉夹外有光滑的塑料套子,避免其损伤血管。动脉夹用于阻断动脉血流,亦可在兔耳缘静脉注射时用于固定针头。

6. 气管插管 急性实训时插入气管,以保证呼吸道通畅。

7. 血管插管 实训时用血管插管插入血管,插管另一端接压力换能器,以记录实时血压,插管腔内事先充满肝素生理盐水,防止凝血,不可有气泡,以免影响结果。

二、常用操作技能实训

(一)组织分离

组织分离包括使用带刃器械(刀、剪)做锐性切开和使用止血钳、手术刀柄或手指等做钝性分离。

锐性切割常施用于皮肤(先剪去被毛)、腱质等较厚硬的组织。用手术刀时,先用手或器械使两侧组织在牵拉紧张情况下,以刀刃做垂直的轻巧的切开,不要做刮削的动作。用力适当,使切口平直、深度一致,不能切成锯齿状或切线尾部切成鱼尾状。用手术剪时,以剪刀尖端伸入组织间隙内,不宜过深,然后张开剪柄分离组织,在确定没有重要的血管、神经后再予以剪断。在分离过程中,如遇血管,需用止血钳夹住或结扎后再剪断。锐性分离腹膜时,要用镊子提起后剪一小口,然后示、中二指伸入切口下的腹腔内继续操作。锐性分离对组织的损伤较小,术后反应也小,但必须熟悉局部解剖,在辨明组织结构时进行,动作要准确精细。

钝性分离是将有关器械或手指插入组织间隙内,用适当的力量分离或推开组织。这种方法适用于肌肉、皮下结缔组织、筋膜、骨膜和腹膜下间隙等。优点是迅速省时,且不致误伤血管和神经。但不应粗暴勉强进行,否则造成重要血管和神经的撕裂或器械穿过邻近的空腔脏器或组织,将导致严重后果。

锐性切开和钝性分离总的目的是充分显露深部组织和器官,同时又不致造成过多组织的损伤。为此,必须注意确定准确切开的部位,控制切口大小以满足实验需要为度,切开时按解剖层次分层进行。

(二)止血

在手术操作中,完善而彻底地止血,不但能防止严重的失血,而且能保证手术视野清晰,便于手术顺利地进行,避免损伤重要的器官,有利于切口的愈合。

小血管出血或静脉渗血,可使用纱布或干棉球压迫止血,应按压,不可擦拭,以免损伤组织和使血栓脱落。若未能确切止血,用此法也可清除术部血液,辨清组织及出血点以进行其他有效的止血操作。较大的出血,特别是小动脉出血时,先用止血钳准确夹闭血管断端,结扎后除去止血钳。较大的血管应尽量避开,或先做双重结扎后剪断。结扎止血法是手术中最常用、最可靠的止血方法。

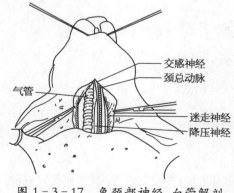

图 1-3-17 兔颈部神经、血管解剖
示意图

交感神经
颈总动脉
气管
迷走神经
降压神经

(三)颈部分离血管神经

将麻醉好的家兔仰卧固定在手术台上。剪去颈部被毛,于甲状软骨下方纵行剪(切)开皮肤约 5 cm。用止血钳等器械钝性分离皮下组织和肌肉,直至暴露气管。左手拇指和示指捏住切口缘的皮肤和肌肉,其余三指从皮肤外侧向上顶,右手持玻璃分针,在气管一侧找到颈部血管神经束,粗壮搏动的是颈动脉,与颈动脉伴行的神经中最细的为降压神经(又称主动脉神经),最粗的为迷走神经,交感神经居中(图 1-3-17)。辨认清楚后,才能分离,避免先分离搞乱位置后使神经与筋膜难以辨认。分离时根据需要先将较细的神经分离出来,再分离其他神

经和血管,并随即在各血管神经下穿埋粗细颜色不同的丝线以标记。在类似的分离操作中,尽量避免用金属器械刺激神经,更要防止刃器或带齿的器械损伤血管神经,多用烧制好的玻璃分针顺血管神经的走向剥离。

（四）血管插管法

分离出欲插管的血管一段（如4 cm长）,埋以双线,结扎或用动脉夹夹闭供血端（动脉的近心端,静脉的远心端）,用眼科剪斜向45°在管壁上剪一小口,不超过管径的50%,输液用则顺血流方向剪,引流用则逆血流方向剪。用眼科镊提起切口缘,按上述方向插入插管（勿插入夹层）,用预埋线结扎固定,必要时可用缝针挂到附近组织上以免滑脱。胰管、胆管、输尿管的插管均可类似操作。

（五）腹壁切开法

腹中线切口适用于犬、猫、猪及兔的腹部实验手术。将动物在手术台上仰卧固定,可做全身麻醉配合局部浸润麻醉。腹部正中线剪毛,助手将腹部皮肤左右提起,术者用手术剪（或刀）纵向剪一小口,再水平插入剪刀,剪刀尖上挑式剪开腹中线皮肤。此时皮下可见一纵向腹白线,如皮肤同样先剪一小口,再用钝头外科剪（腹膜剪）或伸入手指垫着,沿腹白线打开腹腔,以免伤及脏器。

（六）离体器官或组织的制备方法

1. 离体心脏制备法　离体心脏灌注是指将动物心脏取出胸腔,连接上一个特定的灌流装置,用相应的缓冲液灌注其冠脉系统,使离体心脏在人工控制的条件下自主跳动或人工起搏下收缩与舒张。

Langendorff 法即主动脉逆行灌注法,是常用的离体心脏灌注方法。取大鼠腹腔注射戊巴比妥钠（50 mg/kg）麻醉,舌下静脉注射1%的肝素（0.5 ml/kg）抗凝（腹腔注射亦可,5 000 U/kg）,开胸迅速取出心脏置于4 ℃或室温下的 Krebs-Henseleit 缓冲液。心脏自主收缩与舒张可排出心腔内大部分血液,立即用两眼科镊持主动脉,接上主动脉插管,此管道通过一调节栓接入可以调节灌注压的灌注管道。心尖部挂一个金属小钩连接生物信号转换仪,可以测量心率、心泵功能。整个灌注系统及心脏周围用恒温水浴循环器维持在 37 ℃左右。将一与 PE 管连接的水囊由左心房插入左心室,PE 管接压力换能器至生物信号记录系统,调节水囊内压至 5～10 mmHg（前负荷）,通过水囊可以测定左心室压及 dp/dt。灌注液以 95% 的氧气和 5% 的二氧化碳充分饱和,使氧分压维持在500～550 mmHg,二氧化碳分压维持在 36 ～ 42 mmHg,pH 7.38～7.46,灌注压一般在90 cm H_2O。

心脏恢复自主心跳后平衡灌注 15 min,待心脏跳动平稳后便可开始实训。在药物实训中,可以将药物直接加入储液槽内。

注意事项:

（1）主动脉悬挂结扎的位置不能太深,以免阻塞冠状动脉入口或损伤主动脉瓣造成关闭不全。

（2）在整个实训过程中要注意保持心脏周围温度 37 ℃左右,上下波动不超过 0.5 ℃。

（3）灌流液事先要用氧气充分饱和,一般为 20～30 min。

（4）灌流液经心脏冠脉循环后由冠状静脉窦流入右心房及右心室,最后从肺动脉流出,因此,在操作中如果结扎了肺动脉,或将会出现右心室迅速膨出的情况。

2. 离体小肠平滑肌的制备　消化管、血管、子宫、输尿管、输卵管以及输精管等管壁均由平滑肌组成。消化管平滑肌的特性与骨骼肌不同,它具有自动节律性、较大的伸展性、对化学物质和温度改变及牵张刺激较为敏感等特点。

将兔执于手中倒悬,用木槌猛击兔头的枕部,使其昏迷,立即剖开腹腔,找出胃幽门与十二指肠交界处,以此处为起点取长 20～30 cm 的肠管,置于台氏液内轻轻漂洗,然后保存于室温的台氏液内,同时供氧。实训时取一段长 3～4 cm 的肠段,一端用恒温浴槽中心管内的有机玻璃板下段的小钩钩住,另一端用蛙心夹固定,通过丝线连于张力换能器上,此相连的丝线必须与水平面垂直,且不能与浴槽中心管内壁接触,以免摩擦而影响记录效果。

按图 1-2-13 连接实训装置,在恒温浴槽中心管内盛台氏液,外部容器中加装水浴,开启电源加热,恒温浴槽温度控制在 38～39 ℃。浴槽通气管与气泵相连接,调节橡皮管上的螺旋夹,使中心管内的气泡一个接一个地冒出液面,供应小肠氧气。待温度气泡调节稳定后,将肠段移入浴槽中心管内固定连接,开始实训。

3. 蟾蜍坐骨神经-腓肠肌标本的制备

(1) 捣毁脑脊髓:取蟾蜍一只,用左手握住,用示指下压头部前端,拇指按压背部使头前俯。右手持探针由前端沿正中线向尾端触划,触到凹陷处即枕骨大孔。将探针由此处垂直刺入,到达椎管,将探针折向头部方向刺入颅腔,左右搅动数次,彻底捣毁脑组织;再将探针退出至刺入点皮下,针尖倒向尾侧,刺入脊髓椎管内,捣毁脊髓。此时蟾蜍下颌呼吸运动消失,四肢肌肉张力消失,则表示脑和脊髓已完全破坏。

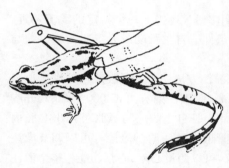

图 1-3-18 横断蟾蜍脊柱

(2) 剪除躯干上部及内脏:用大剪刀在颅骨后方剪断脊柱(图 1-3-18)。左手握住蟾蜍脊柱,右手将大剪刀沿两侧(避开坐骨神经)剪开腹壁。此时躯干上部及内脏即全部下垂。剪除全部躯干上部及内脏组织,弃于大杯中。

(3) 剥皮:先剪去肛周一圈皮肤,然后用左手捏住脊柱断端,右手剥离断端边缘皮肤,逐步向下剥离全部后肢皮肤。将标本置于盛有林格液的小杯中,洗净双手和用过的器械。

(4) 游离坐骨神经:将蟾蜍下半身腹侧向上用蛙足钉固定于蛙板上。沿脊柱两侧用玻璃分针分离坐骨神经,并于靠近脊柱处穿线、结扎并剪断。轻轻提起扎线,逐一剪去神经分支。游离坐骨神经后将蟾蜍下半身背侧向上固定于蛙板上,用玻璃分针在股二头肌与半膜肌之间的裂缝处划开,循坐骨神经沟找出大腿部分的坐骨神经,用玻璃分针将腹部的坐骨神经小心勾出来。游离神经过程中不要使用镊子,以免损伤神经和肌肉。手执结扎神经的线,剪断坐骨神经的所有分支,一直游离至膝关节(图 1-3-19)。

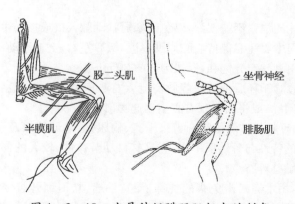

图 1-3-19 坐骨神经腓肠肌标本的制备

（5）制备坐骨神经腓肠肌标本：将分离干净的坐骨神经搭于腓肠肌上，在膝关节周围剪断全部大腿肌肉，并用大剪刀将股骨刮干净。再在跟腱处以线结扎、剪断并游离腓肠肌至膝关节，在膝关节以下将小腿其余部分全部剪断，并在股骨上部剪断（留 1 cm 长的股骨以便固定标本）。将标本放入林格液中 5～10 min，待其兴奋性稳定后再进行实训（图 1－3－19）。

（6）坐骨神经干标本的制备：分离坐骨神经的方法及步骤与上述（1）～（4）项同，当坐骨神经游离至膝关节处后，再向下继续剥离，在腓肠肌两侧肌沟内找到胫神经或腓神经，剪去任一分支，分离出留下的一支直至足趾，用线结扎，在结扎的远端剪断。注意坐骨神经在膝关节处分成胫、腓神经，它们在绕过膝关节时，其上覆有肌腱和肌膜，分离时勿剪断神经和损伤神经。

注意事项：

1）制备神经肌肉标本过程中，要不断滴加林格液，以防标本干燥，丧失正常生理活性。

2）操作过程中应避免强力牵拉和手捏神经或用镊子夹伤神经肌肉。

3）捣毁脑脊髓时防止蟾蜍皮肤分泌的蟾素射入操作者眼内或污染实训标本。

中　篇

实 训 项 目

实训一

基本组织的结构和功能

任务一　光学显微镜的使用

【实训目的】

（1）认识光学显微镜的构造和各部分的作用。

（2）掌握光学显微镜的正确使用方法。

【实训器材】

光学显微镜。

【实训内容和方法】

光学显微镜的使用方法和注意事项参见"第一篇第二章第一节光学显微镜的构造、使用和保护"。

1. 显微镜观察前的准备

（1）取镜和安放：上课前去显微镜室取镜，置显微镜于平稳的实验台上，镜座距实验台边沿10 cm。镜检者姿势要端正。（特别注意：取、放显微镜时应一手握住镜臂，一手托住底座，使显微镜保持直立、平稳。切忌用单手拎提。）

（2）光源调节：打开光源开关，调节光源灯泡的亮度。

（3）调节双目显微镜的目镜：双目显微镜的目镜间距可以适当调节，使其与观察者两个眼睛瞳孔的距离相符。

2. 使用显微镜观察组织切片

（1）低倍镜的观察

1）将标本切片（组织切片或病理切片）放在载物台上，用切片夹夹住，调节切片移位器，使观察的目的物处于物镜的正下方。

2）调节粗调节旋钮，使物镜（10×）与切片靠近，眼睛在侧向注视物镜，防止物镜和载玻片相碰。

3）张开双眼向物镜里观察，如果见到目的物，但不十分清楚，可缓慢调节细调节旋钮，直至目

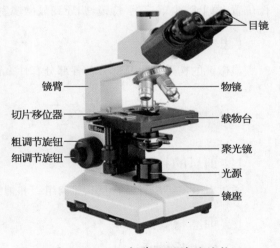

目镜

镜臂　　　　　　　　　物镜

切片移位器　　　　　　载物台

粗调节旋钮　　　　　　聚光镜

细调节旋钮　　　　　　光源

　　　　　　　　　　　镜座

图 2-1-1　光学显微镜的结构

43

的物清晰为止。

4）通过切片移位器慢慢移动切片，认真观察标本各部分，找到合适的目的物，仔细观察并记录所观察到的结果。

（2）高倍镜的观察

1）使用高倍镜前，必须先用低倍镜观察，发现目的物后将它移至视野正中处。

2）旋动转换器换成高倍镜。如果高倍镜触及载玻片立即停止旋动，这说明原来低倍镜并没有调准，目的物并没有真正找到，必须用低倍镜重新调节。如果高倍镜下观察目的物有点模糊，调节细调节旋钮，直到视野清晰。调节细调节旋钮时要注意旋转方向与载物台上升或下降的关系，防止镜头与载玻片接触，损坏镜头或载玻片。

（3）油镜的观察：使用油镜观察时，应先用高倍镜初步观察，然后下降载物台，在切片上滴上微量香柏油，再将油镜下降接近切片并浸泡于油内。用微调节对好焦，移动推进器寻找细胞结构。注意观察不同细胞形态上的差异。观察完毕后，须用擦镜纸沾少许二甲苯将物镜和切片的油拭去，再用干净的擦镜纸轻轻拭抹镜头。

（4）换片：观察完一个标本后，如果想要再观察另一标本时，需先将高倍物镜转回到低倍物镜，取出标本，按放片的方法换上新的切片，即可观察。千万不可在高倍物镜下换片，以防损坏镜头。

3. 在"实训练习的实训一任务一"中填写正确的显微镜部件的名称。

4. 显微镜使用后的整理

（1）调节粗调节旋钮，使载物台下降到最低，取下载玻片，并将其放回切片盒内。

（2）将各部分还原，调整反光镜镜面呈左右方向竖立，将物镜转成"八"字形，下降载物台至最低位置，罩上防尘罩，双手持镜，归还到显微镜室指定位置。

【想一想】

显微镜的构造有哪几部分？各部分有什么作用？

任务二　基本组织的识别

【实训目的】

通过对上皮组织、结缔组织、肌肉组织和神经组织切片的观察，掌握各组织的形态结构特点。

【实训器材】

（1）组织学实训室。

（2）多媒体投影设备介绍基本组织的形态结构特点。

（3）准备下列组织切片：单层柱状上皮（小肠）、假复层纤毛柱状上皮（气管）、单层立方上皮（甲状腺）、复层扁平上皮（食管）、疏松结缔组织（皮下组织）、透明软骨（气管软骨）、骨骼肌、心肌、平滑肌、神经细胞（脊髓横切面）、有髓神经纤维（示教）。

【实训内容和方法】

除特别说明以外，以下组织学切片均为 H‐E 染色。在教师的指导下完成下列实训内容，并在

"实训练习的实训一任务二"中填写正确的组织结构的名称。

1. 单层柱状上皮(小肠)(图 2-1-2)

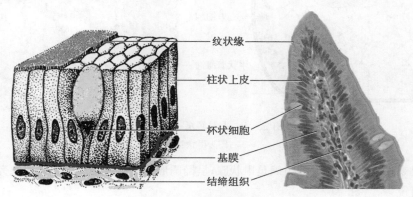

图 2-1-2　单层柱状上皮

右图为小肠绒毛

纹状缘

柱状上皮

杯状细胞

基膜

结缔组织

(1) 低倍镜

1) 先找到小肠腔,然后找到呈指状突起的小肠绒毛。

2) 肠腔表面有一层着色较红的结构,即是绒毛表面的单层柱状上皮。

(2) 高倍镜

1) 上皮细胞呈柱状,紧密排列成单层,细胞核位于细胞基部,呈椭圆形,被染成紫蓝色,细胞质被染成浅红色。

2) 单层柱状上皮的表面有一层染色较红的结构,称为纹状缘。

2. 假复层纤毛柱状上皮(气管)(图 2-1-3)

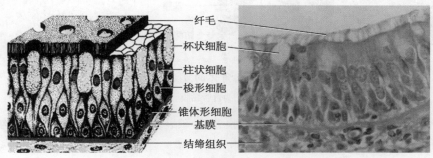

图 2-1-3　假复层纤毛柱状上皮

右图为气管黏膜

纤毛

杯状细胞

柱状细胞

梭形细胞

锥体形细胞

基膜

结缔组织

(1) 低倍镜:先找到气管壁腔,表面有一层着色较深的结构,为气管黏膜的假复层纤毛柱状上皮。

(2) 高倍镜

1) 细胞境界不易分清,细胞核的层次大致有三层。

2) 上皮的表面可见密集的纤毛。

3) 上皮的浅层嵌有杯状细胞。

3. 单层立方上皮（甲状腺）（图 2-1-4）

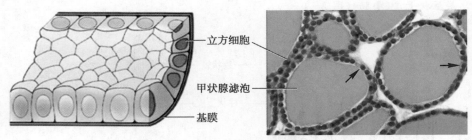

图 2-1-4　单层立方上皮
右图为甲状腺

（1）肉眼观察：粉红色的大片组织是甲状腺，呈椭圆形的紫蓝色小块组织是甲状旁腺。

（2）低倍镜

1）甲状腺实质内有许多大小不等的圆形滤泡。

2）每个滤泡壁由一层上皮细胞和滤泡腔组成，滤泡腔内的粉红色均质块状物为胶质。

（3）高倍镜：选择一个滤泡进行观察，滤泡上皮细胞为立方形，高和宽相近，细胞核呈圆形，蓝色，位于细胞中央，但细胞界限不甚清楚。

4. 复层扁平上皮（食管）（图 2-1-5）

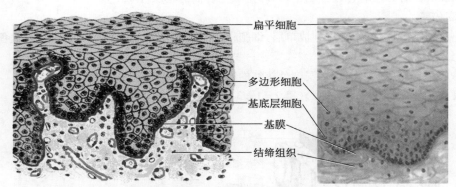

图 2-1-5　未角化的复层扁平上皮
右图为食管黏膜

（1）低倍镜：先找到食管壁腔内突起的黏膜皱襞，皱襞表面有一层着色较深的结构，为食管黏膜的复层扁平上皮。

（2）高倍镜

1）复层扁平上皮有 10 多层细胞。细胞境界不易分清，因而细胞层次和形状仅以细胞核的层次和形状而推论。

2）上皮的基底部细胞呈矮柱状，核椭圆，排列较紧。

3）靠近管腔的表浅部细胞呈扁平且排列分散。

4）介于基底部和表浅部之间的细胞大都为多角形，核圆形或卵圆形。

5. 疏松结缔组织（皮下组织）（图 2-1-6）

（1）低倍镜

1）可见到 2 种粗细不一的纤维交叉呈网状。粗纤维为胶原纤维。

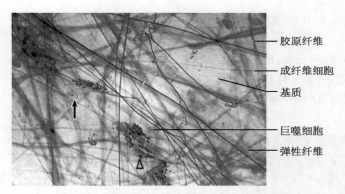

图 2-1-6　疏松结缔组织铺片（高倍镜）

2）染色呈淡红均匀形似带状且有分叉的细纤维为弹性纤维。反光性强,呈细丝状,数量较少。

3）在上述 2 种纤维的网眼内有形状不一、分散的细胞。

（2）高倍镜:请找到 2 种细胞。

1）成纤维细胞:一般为扁平多凸起,核大呈卵圆形,着色较浅,胞质均匀,无颗粒,淡红色。

2）巨噬细胞:一般为椭圆形,或有凸起,核小,着色较深,胞质内含有吞噬的蓝褐色颗粒。

6. 透明软骨（气管软骨）（图 2-1-7）

（1）肉眼观察:标本中央蓝色部分即为透明软骨。

（2）低倍镜:从软骨的周边向中央逐步观察,可见大量的间质及软骨细胞。

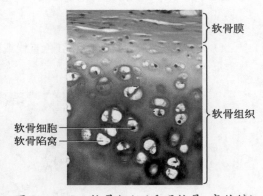

图 2-1-7　软骨组织（透明软骨,高倍镜）

1）软骨膜:由致密的胶原纤维及梭形的成纤维细胞组成,与周围结缔组织的分界不清,外层纤维较多,内层细胞较多,两层界限不明显。

软骨细胞:位于周边的为梭形,单个分布,与软骨膜平行排列;软骨中央区的细胞为椭圆形,常数个（2～5 个）聚集在一起,称为同源细胞群。经过固定的标本,细胞脱水收缩,故呈星形或不规则形。软骨细胞与软骨囊之间出现间隙,构成软骨陷窝的一部分。

2）软骨囊:为软骨陷窝周围的基质,含硫酸软骨素较多,呈强嗜碱性,着深蓝色。

3）基质:均质状,因含硫酸软骨素而着蓝色。看不到胶原纤维,基质内无血管。

7. 骨骼肌（图 2-1-8）

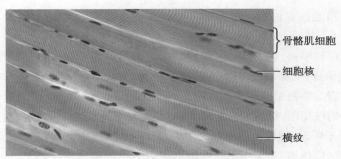

图 2-1-8　骨骼肌光镜结构（纵切面）

（1）低倍镜：在切片中，可见到肌纤维呈长圆柱形。

（2）高倍镜

1）细胞核有多个，卵圆形，位于肌膜下。

2）胞质内有与肌纤维平行排列的肌原纤维。

3）肌纤维的表面有明暗相间的横纹。

8. 心肌（图2－1－9）

（1）肉眼观察：标本为心壁的一部分，绝大部分着色较红的为心肌。

（2）低倍镜：由于心肌纤维排列方向不一致，有纵、横、斜等切面。选择心肌纤维纵切的部位进行观察，心肌纤维呈带状，有分支，且互相吻合成网状。

（3）高倍镜：选择心肌纤维的纵切面进行观察，注意与骨骼肌相区别。

1）大小和形状：较骨骼肌纤维细而短，分支吻合成网状。

2）横纹：有由暗带和明带构成的横纹，但不如骨骼肌明显。

3）细胞核：位于肌纤维的中央，较大，有时可见双核。

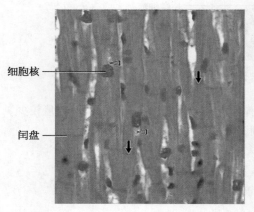

图2－1－9　心肌细胞的光镜结构

细胞核

闰盘

4）闰盘：为横纹肌纤维的深红色直线或阶梯状线，是心肌纤维的连接处。

9. 平滑肌（图2－1－10）

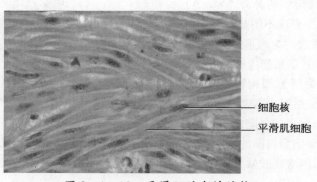

细胞核

平滑肌细胞

图2－1－10　平滑肌的光镜结构

（1）肉眼观察：肠腔面有许多小的凸起。肠壁内表面着紫蓝色的为黏膜，深层为肌层（平滑肌），被染成红色。

（2）低倍镜：肌层较厚，分内、外两层，染色较附近的结缔组织深。内层较厚，可见长条形纵切的平滑肌束；外层较薄，可见圆形或多边形横切的平滑肌束。

（3）高倍镜：注意与致密结缔组织相区别。

1）平滑肌纤维的纵切面：细胞呈梭形，相邻的肌纤维彼此交错，相互嵌合；细胞质（肌质）呈均质性红色，肌原纤维不明显；胞核位于细胞的中央，呈杆状，核内染色质较少，故着色较浅。

2）平滑肌纤维的横切面：为大小不等的圆形或多边形的镶嵌图像，较大的细胞切面中央有圆

48

形的核,小的切面则看不到核。

10. 神经细胞(图2-1-11、图2-1-12)

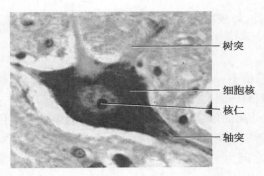
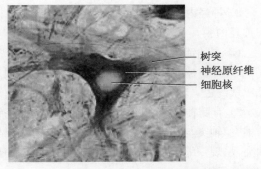

图2-1-11　神经元光镜结构H-E染色　　　　图2-1-12　神经元光镜结构银盐染色

(1)染色:H-E染色,硝酸银染色。

(2)肉眼观察:脊髓横断面呈圆形或椭圆形。

(3)低倍镜

1)在H-E染色的切片中,在染色较深的周边,有许多被染成红色的传导纤维,纤维细而密,相互交叉。在硝酸银染色的切片中,可见到边缘较暗,有许多被硝酸银染成黑色的传导纤维,纤维细而密,相互交叉。

2)在透亮区内寻找细胞体积较大,而有突起的为神经细胞,在H-E染色中胞体染成紫蓝色,在硝酸银染色中胞体染成橘黄色。

(4)高倍镜

1)可见胞体为多角形,突起离胞体不远处被切断(故不必区分轴、树突)。在H-E染色切片中,可见胞质内有大量斑块状或颗粒状的嗜碱性物质(尼氏体)。在硝酸银染色的切片中,可见胞体内有大量染成棕黑色的细丝状物质(神经原纤维)。

2)细胞核大而圆,染色浅,但核仁大而圆,核膜清楚。

11. 有髓神经纤维(示教)(图2-1-13)

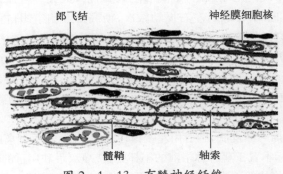

图2-1-13　有髓神经纤维

(1)肉眼观察:标本上有两块组织,长条状的是神经的纵切面,圆形的是横切面。

(2)低倍镜:主要了解神经的组成。

1）神经外膜：位于整个神经的外面，为疏松结缔组织。

2）神经束膜：神经内有多个圆形的神经束，大小不等。每个神经束的外表面有致密结缔组织包裹，即神经束膜。

3）神经内膜：神经束内有许多神经纤维的横切面，每条神经纤维的周围有很薄的结缔组织膜，即神经内膜。

（3）高倍镜

1）有髓神经纤维的横切面：神经纤维呈圆形，粗细不一。神经纤维的中央为轴突，呈圆形，被染成紫红色。轴突的周围是髓鞘，呈红色网状。髓鞘的外面是神经膜，很薄，着红色。

2）有髓神经纤维的纵切面：可见每条神经纤维外周的薄层组织为神经膜，中轴为染成紫红色的轴突，轴突与神经膜之间呈光亮白色或网状结构的是髓鞘。没有髓鞘的地方由神经膜直接包被轴突，呈现一缩窄部位，称郎飞结，相邻两个郎飞结之间为一段结间体，有髓神经纤维之间有少量的结缔组织。

任务三　蟾蜍实验的基本操作

【实训目的】

掌握蟾蜍的捉拿，脑、脊髓捣毁和坐骨神经腓肠肌标本制备的方法；熟悉两栖类动物的实训条件。

【实训器材】

蛙手术器械、丝线、蛙板、搪瓷杯、器械盘、林格液、锌铜弓等。

【实训内容和方法】

1. 蟾蜍的捉拿　蟾蜍抓取（方法见图1-3-5）宜用左手将动物背部贴紧手掌固定，以中指、环指、小指压住其左腹侧和后肢，拇指和示指分别压住左、右前肢，右手进行操作。应注意勿挤压其两侧耳部突起的毒腺，以免毒液喷出射进眼中。

2. 捣毁脑、脊髓　取蟾蜍一只，用左手握住，用示指下压头部前端，拇指按压背部使头前俯。右手持探针由前端沿正中线向尾端触划，触到凹陷处即枕骨大孔。将探针由此处垂直刺入，到达椎管，将探针折向头部方向刺入颅腔，左右搅动数次，彻底捣毁脑组织；再将探针退出至刺入点皮下，针尖倒向尾侧，刺入脊髓椎管内，捣毁脊髓。此时蟾蜍下颌呼吸运动消失，四肢肌肉张力消失，则表示脑和脊髓已完全破坏（图1-3-7）。

3. 剪除躯干上部及内脏　用大剪刀在颅骨后方剪断脊柱。左手握住蟾蜍脊柱，右手将大剪刀沿两侧（避开坐骨神经）剪开腹壁。此时躯干上部及内脏即全部下垂。剪除全部躯干上部及内脏组织，弃于大杯中。

4. 剥皮　先剪去肛周一圈皮肤，然后用左手捏住脊柱断端，右手剥离断端边缘皮肤，逐步向下剥离全部后肢皮肤。将标本置于盛有林格液的小杯中，洗净双手和用过的器械。

5. 游离坐骨神经　将蟾蜍下半身腹侧向上用蛙足钉固定于蛙板上。沿脊柱两侧用玻璃分针分离坐骨神经，并于靠近脊柱处穿线、结扎并剪断。轻轻提起结扎线，逐一剪去神经分支。游离坐骨神经后将下半身背侧向上固定于蛙板上，用玻璃分针在股二头肌与半膜肌之间的裂缝处划开，循坐骨神经沟找出大腿部分的坐骨神经，用玻璃分针将腹部的坐骨神经小心勾出来。游离神经过程中不要使用镊子,以免损伤神经和肌肉。手执结扎神经的线,剪断坐骨神经的所有分支,一直游离至膝关节(图 1 - 3 - 19)。

6. 制备坐骨神经腓肠肌标本　将分离干净的坐骨神经搭于腓肠肌上,在膝关节周围剪断全部大腿肌肉,并用大剪刀将股骨刮净。再在跟腱处以线结扎、剪断并游离腓肠肌至膝关节,在膝关节以下将小腿其余部分全部剪断,并在股骨的上部剪断(留 1 cm 长的股骨以便固定标本)。将标本放入林格液中 5～10 min,待其兴奋性稳定后再进行实训。

7. 测试坐骨神经腓肠肌标本的兴奋性　先用锌铜弓浸入林格液中,然后取出锌铜弓接触坐骨神经腓肠肌标本的坐骨神经,观察腓肠肌是否有明显的单收缩,以此证明标本的兴奋性是否较高。测试后可用标本进行后续的实训。

【注意事项】

(1) 制备神经肌肉标本过程中,要不断滴加林格液,以防标本干燥,丧失正常生理活性。

(2) 操作过程中应避免强力牵拉和手捏神经或用镊子夹伤神经肌肉。

(3) 捣毁脑、脊髓时防止蟾蜍皮肤分泌的蟾素射入操作者眼内或污染实验标本。

任务四　骨骼肌的收缩功能

【实训目的】

用蟾蜍的坐骨神经腓肠肌标本,使用机-电换能器,通过生物信号采集系统来获得肌肉的收缩曲线,分析单收缩和复合收缩产生的机制与特点。

【实训原理】

骨骼肌纤维受运动神经纤维的控制,神经纤维受到刺激后,其兴奋沿神经纤维以动作电位的形式传导到相应的肌纤维,触发肌纤维收缩。若给予肌肉一次刺激,使肌肉产生一次收缩,称为单收缩。如果肌肉受到连续的刺激,则其收缩可出现复合现象。

【实训对象】

蟾蜍。

【实训器材】

蛙手术器械、生物信号采集系统、铁架台、肌槽、林格液。

【实训内容和方法】

1. 标本制备　蟾蜍坐骨神经标本制备方法参见本实训任务三。将标本浸在林格液中约 5 min,待其兴奋性稳定后实验。

2. 连接仪器和固定标本

(1) 连接仪器(图 2 - 1 - 14):其中,S1 和 S2 为刺激电极,与生物信号采集系统的刺激输出端口相连。

(2) 把坐骨神经腓肠肌标本固定在肌槽上,用丝线把腓肠肌与换能器相连。

51

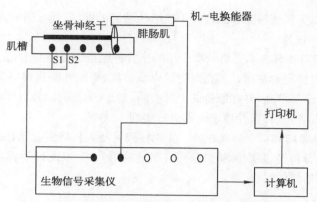

图 2-1-14　骨骼肌单收缩和复合收缩的实验框图

【观察项目】

(1) 单次刺激和单收缩:以单次电刺激刺激坐骨神经,观察腓肠肌的单收缩情况。逐渐增大刺激强度,使肌肉的收缩幅度达到最大。

(2) 多次刺激:选择最大刺激强度作为刺激输出,逐渐增大刺激的频率,使骨骼肌收缩表现为不完全强直收缩和完全强直收缩。

(3) 打印上述实训结果,并把实训结果图粘贴在实训报告的相应页面上。

【注意事项】

(1) 股骨要牢固地固定在肌槽的小孔中。

(2) 坐骨神经要与刺激电极紧密接触,但不要损伤神经。

(3) 防止神经、肌肉标本干燥,需经常在神经和肌肉上以林格液润湿。

(4) 长时间刺激标本可能使骨骼肌的收缩能力下降,因此每个步骤后应让肌肉休息片刻。

(5) 把腓肠肌悬挂在换能器上的丝线应松紧适中,也不要过长,并和换能器平面保持垂直。

【想一想】

为什么骨骼肌的收缩可以发生收缩波的复合,而引起骨骼肌收缩的动作电位却没有复合现象?

实训二

人体运动系统实训

任务一　人体骨结构的辨认

【实训目的】

通过对人体骨架、分离骨标本和模型的观察,掌握全身主要骨性标志的结构与功能。

【实训器材】

(1)新鲜长骨剖面的标本。

(2)儿童长骨纵切、脱钙骨及煅烧骨标本。

(3)人体完整骨骼标本。

(4)各类分离躯干骨标本。

(5)分离四肢骨标本。

(6)整颅骨标本及颅底标本。

【实训内容和方法】

1.新鲜长骨剖面　骨密质、骨松质、骨膜、骨髓腔、关节软骨、骺软骨。

2.骨的化学成分　脱钙骨、煅烧骨。

3.人体完整骨架　各部位骨的组成及各骨的位置(图2-2-1)。

4.躯干骨

(1)椎骨的一般结构:椎体、椎弓、椎弓根、椎弓板、突起(棘突、横突、上关节突、下关节突)、椎孔。

(2)颈椎:椎体小,横突有孔,棘突分叉,寰椎、枢椎、第7颈椎的特征。

(3)胸椎:上肋凹、下肋凹、横突肋凹、棘突细长向后下方。

(4)腰椎:椎体大、棘突呈板状、水平向后。

(5)骶骨:骶前孔、骶后孔、骶管、骶管裂孔、骶角、耳状面、岬。

(6)胸骨:胸骨柄、胸骨体、剑突、胸骨角、颈静脉切迹、锁切迹、肋切迹。

(7)肋:肋骨、肋软骨、肋沟。

参见图2-2-2。

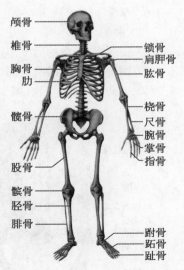

图2-2-1　全身骨骼

53

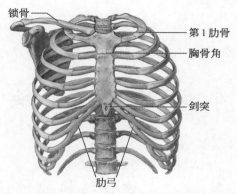

图 2-2-2　胸廓的前面观

5. 四肢骨

(1) 肩胛骨:关节盂、内侧角、下角、肩胛冈、肩峰、喙突、冈上窝、冈下窝、肩胛下窝。

(2) 肱骨:肱骨头、外科颈、桡神经沟、内上髁、外上髁、大结节、小结节、三角肌粗隆、肱骨滑车、肱骨小头。

(3) 锁骨、尺骨(鹰嘴、滑车切迹、尺骨头、尺骨茎突)、桡骨(桡骨头、环状关节面、腕关节面、桡骨茎突)、腕骨(手舟骨、月骨、三角骨、豌豆骨、大多角骨、小多角骨、头状骨、钩骨)、掌骨、指骨的名称及排列。

(4) 髋骨

1) 髂骨:髂嵴、髂前上棘、髂结节、髋臼、弓状线。

2) 坐骨:坐骨结节、坐骨大切迹、坐骨小切迹。

3) 耻骨:耻骨结节、耻骨联合、耻骨梳、耻骨上支、耻骨下支。

(5) 股骨:股骨头、股骨颈、大转子、小转子、臀肌粗隆、内侧髁、外侧髁、内上髁、外上髁。

(6) 髌骨、胫骨(内侧髁、外侧髁、胫骨粗隆、内踝)、腓骨(腓骨小头、外踝)、跗骨(距骨、跟骨、舟骨、楔骨、骰骨)、跖骨、趾骨。

6. 颅骨

(1) 颅的组成

1) 脑颅:位于颅的后上部,额骨、筛骨、蝶骨、枕骨各1块;顶骨、颞骨各2块。

2) 面颅:位于颅的前下部,由15块颅骨构成,上颌骨、鼻骨、泪骨、颧骨、腭骨、下鼻甲各2块,下颌骨、犁骨、舌骨各1块(图2-2-3)。

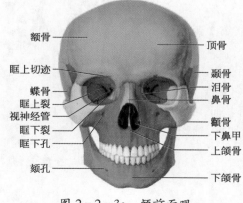

图 2-2-3a　颅前面观

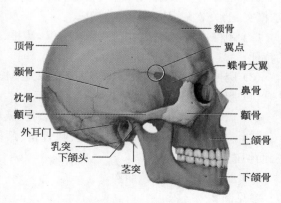

图 2-2-3b　颅侧面观

54

（2）颅的形态

1）颅的顶面观：冠状缝、矢状缝、人字缝。新生儿颅盖有囟：分前囟和后囟。

2）颅的侧面观：外耳门、颧弓、翼点、乳突、下颌角、颞下窝。

3）颅的前面观：眶（视神经管、泪囊窝、鼻泪管）、骨性鼻腔（骨性鼻中隔，鼻腔外侧壁的上鼻甲、中鼻甲、下鼻甲，以及上鼻道、中鼻道、下鼻道、犁状孔、鼻后孔、蝶筛隐窝）。

4）颅底内面观：颅前窝（筛板、筛孔）、颅中窝（眶上裂、圆孔、卵圆孔、棘孔、鼓室盖、垂体窝、视神经管）、颅后窝（枕骨大孔、横窦沟、乙状窦沟、颈静脉孔、内耳门、舌下神经管）。

5）颅底外面观：硬腭、鼻后孔、枕外隆凸、下颌窝、颈静脉孔、茎突、茎乳孔。

（3）鼻旁窦：额窦、筛窦、蝶窦、上颌窦。

（4）下颌骨：下颌体、下颌支、下颌角、髁突、下颌头。

7. 主要骨性标志的人体观察和触摸

（1）躯干：胸骨角、剑突、肋弓、第7颈椎棘突、胸椎和腰椎棘突。

（2）头面部：枕外隆凸、乳突、下颌支、下颌角、舌骨、翼点、颧弓、眶上缘、眉弓。

（3）上肢：锁骨、肩峰、肩胛冈、肩胛下角、尺骨鹰嘴、肱骨内上髁、肱骨外上髁、尺骨茎突、桡骨茎突、肱骨大结节、舟骨、腕骨、掌骨、指骨。

（4）下肢：髂嵴、髂前上棘、耻骨结节、坐骨结节、大转子、髌骨、股骨内上髁、股骨外上髁、胫骨粗隆、腓骨小头、内踝、外踝、跟骨。

【想一想】

（1）试述骨的分类和构造。

（2）试述颅骨的主要体表标志。

（3）上、下肢骨的分布，组成，名称和排列位置。

任务二 认识人体主要的骨连结结构

【实训目的】

观察人体主要的骨连结标本和模型，掌握全身主要骨连结结构和功能。

【实训器材】

脊柱、骨盆、肩关节、肘关节、腕关节、髋关节、膝关节、距小腿关节标本。

【实训内容和方法】

1. 关节的构造 关节囊、关节腔、关节面。

2. 骨连结

（1）脊柱：椎体大小的变化，棘突的排列，生理弯曲，椎间盘、前纵韧带、后纵韧带、黄韧带、棘间韧带、棘上韧带、关节突关节、椎间孔、椎管。

（2）胸廓：胸廓上口、胸廓下口、肋间隙、肋椎关节、胸肋关节。

（3）颞下颌关节：颞骨的下颌窝、关节结节、下颌骨的下颌头。关节囊内有关节盘。

（4）肩关节：组成（肱骨头、肩胛骨的关节盂）、特点（关节囊松、薄，囊壁的前、后、上均有韧带，肌腱加强,囊内的肱二头肌的长头腱),参见图2-2-4。

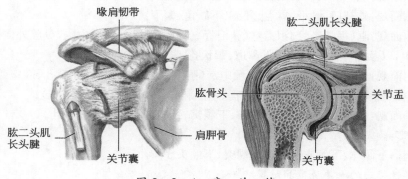

图2-2-4 肩 关 节

(5) 肘关节:关节囊内有肱尺关节、肱桡关节、桡尺近侧关节。桡骨环状关节面周围有桡骨环状韧带。

(6) 桡腕关节:桡骨下端的腕关节面、尺骨下端的关节盘、手舟骨、月骨和三角骨。

(7) 骨盆:界线(岬、弓状线、耻骨梳、耻骨结节、耻骨嵴、耻骨联合上缘),骨盆下口(尾骨尖、骶结节韧带、坐骨结节、坐骨支、耻骨下支、耻骨联合下缘),耻骨下角,骶髂关节,耻骨联合,男、女骨盆的特点。

(8) 髋关节:髋臼、股骨头、股骨头韧带、髂股韧带。

(9) 膝关节:组成(股骨下端、胫骨上端、膑骨)特点(前壁有股四头肌腱、髌骨、髌韧带,两侧有副韧带,囊内有前、后交叉韧带,内、外侧半月板),参见图2-2-5。

(10) 距小腿关节:胫、腓骨下端与距骨滑车。

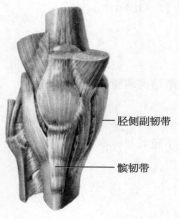

图2-2-5a 膝关节前面

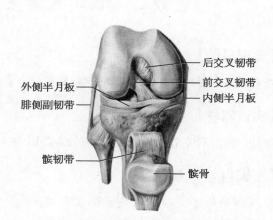

图2-2-5b 膝关节内部(前面)

56

【想一想】

(1) 试述下颌关节的组成、构造和运动特点。

(2) 试述胸廓的组成、形态结构和功能。

任务三　认识人体主要肌肉的结构

【实训目的】

通过对人体肌肉标本或模型的观察,熟悉全身主要肌群的名称和位置。

【实训器材】

肌肉标本、肌肉模型。

【实训内容和方法】

1. 肌的构造

(1) 基本结构:肌腹(暗红色,有弹性)、肌腱(白色,无弹性)。

(2) 辅助结构:筋膜(浅筋膜和深筋膜)、滑膜囊、腱鞘。

2. 识别全身主要的肌肉　通过肌肉模型、标本,识别和记忆人体的主要肌肉名称和部位,参见图 2-2-6。

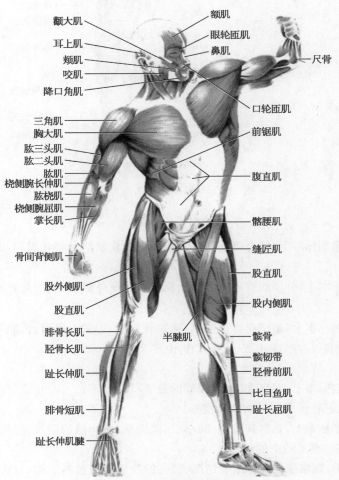

图 2-2-6a　全身肌肉腹面观

57

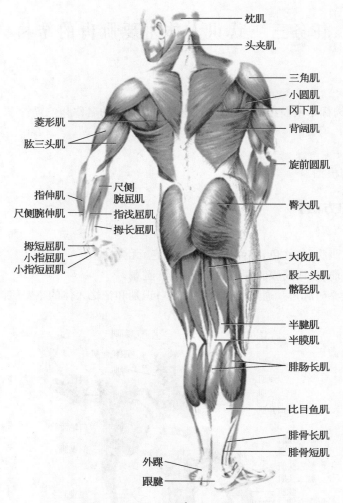

枕肌

头夹肌

三角肌

小圆肌

冈下肌

背阔肌

旋前圆肌

臀大肌

菱形肌

肱三头肌

指伸肌

尺侧腕伸肌

尺侧腕屈肌

指浅屈肌

拇长屈肌

拇短屈肌

小指屈肌

小指短屈肌

大收肌

股二头肌

髂胫肌

半腱肌

半膜肌

腓肠长肌

比目鱼肌

腓骨长肌

腓骨短肌

外踝

跟腱

图 2-2-6b　全身肌肉背面观

3. 头颈肌

（1）在头颈部解剖标本上,结合解剖图谱观察颅顶的枕额肌及帽状腱膜、眼轮匝肌、口轮匝肌与颊肌等。

（2）在咀嚼肌标本上,分别观察咬肌、颞肌、翼内肌和翼外肌的位置、起止点,分析其在咀嚼运动中的作用。

（3）在颈部解剖标本上,逐层观察颈阔肌、胸锁乳突肌、舌肌上肌群、舌肌下肌群及前斜肌、中斜肌、后斜角肌的位置、层次、起止点,分析其作用。

4. 躯干肌

（1）在背肌解剖标本上,观察背肌浅、深群的位置、层次、形态与起止点。主要观察斜方肌、背阔肌、菱形肌、肩胛提肌、竖脊肌及胸腰筋膜等。

（2）在胸壁解剖标本上,观察胸大肌、胸小肌、前锯肌、肋间肌的层次、位置、起止点等,分析各肌的作用,特别是在呼吸运动中的作用。

（3）在膈标本上,观察膈的各部附着情况、裂孔的位置及通过的结构,分析膈在呼吸运动中的作用。

（4）在腹前外侧壁解剖标本和腹后壁标本上，观察腹外斜肌、腹内斜肌、腹横肌、腹直肌、腰方肌的位置、层次、肌束的方向。观察腹直肌鞘的组成、腹股沟管的构成。

5. 上肢肌

（1）在上肢肌的解剖标本和模型上，首先观察上肢肌的分部（肩肌、臂肌、前臂肌和手肌），然后观察各部肌的分群和层次，各重要肌的位置、形态、起止点，并分析其作用。

（2）在肩肌标本上，观察：

1）三角肌的位置与肩关节的位置关系，观察其起止点，在活体上确认其轮廓。

2）在肩胛骨背面从上向下依次观察冈上肌、冈下肌、小圆肌和大圆肌起止点，分析各肌在肩运动中的作用。

3）在肩胛骨前面观察肩胛下肌起止点，分析其作用。

（3）在臂肌标本上先观察臂肌分前、后两群，然后依次观察前群的喙肱肌、肱二头肌和肱肌，后群的肱三头肌，观察各肌的起止点，分析其作用。

（4）在前臂肌标本上，先观察分群，再观察各群的排列层次和位置关系。在标本上观察各肌肌腹和肌腱在前臂的位置，特别是在腕部的位置关系，并在自己身上确定腕部各肌腱的排列。

1）前群：①浅层有 6 块，由桡侧向尺侧依次为肱桡肌、旋前圆肌、桡侧腕屈肌、掌长肌、指浅屈肌和尺侧腕屈肌；②深层有 3 块，即位于桡侧的拇长屈肌、尺侧的指深屈肌以及深面的旋前方肌。

2）后群：①浅层有 5 块，由桡侧向尺侧依次为桡侧腕长伸肌、桡侧腕短伸肌、指伸肌、小指伸肌和尺侧腕伸肌；②深层也有 5 块，由近侧向远侧依次为旋后肌、拇长展肌、拇短伸肌、拇长伸肌和指伸肌。

（5）在手肌标本上，观察外侧群（鱼际）、内侧群（小鱼际）和中间群，并辨认各肌，分析其作用。

6. 下肢肌

（1）在下肢肌解剖标本和模型上，首先观察下肢肌的分部，然后按分部依次观察。

（2）在髋肌标本上，先观察其分群，然后按群观察其各肌的位置和起止点，分析其作用。

1）前群：包括髂腰肌和阔筋膜张肌。

2）后群：位于臀部，又称臀肌，包括浅层的臀大肌、中层的臀中肌和梨状肌以及深层的臀小肌等。

（3）在大腿肌标本上，先观察其分群（前群、内侧群和后群），然后分别观察各肌群。

1）前群：包括缝匠肌和股四头肌。缝匠肌位于浅层，观察其起止点和走行。股四头肌起端有四个头，即股直肌、股外侧肌、股内侧肌和股中间肌，依次观察 4 个头的附着位置。

2）内侧群：共 5 块。包括位于最内侧、最表浅的股薄肌，其余 4 块分 3 层排列：浅层外上为耻骨肌，内下为长收肌，中层为短收肌，深层为大收肌。

3）后群：包括位于外侧的股二头肌、位于内侧浅层的半腱肌和深层的半膜肌，观察其起止点，并分析其作用。

（4）在小腿肌解剖标本上，先观察分群，然后观察各肌群的层次和形态。

1）前群：由内侧向外侧依次为胫骨前肌、踇长伸肌、趾长伸肌，观察各肌腱与距小腿关节的位置关系，分析其作用。

2）外侧群位于腓骨的外侧，包括浅层的腓骨长肌与深层的腓骨短肌，观察此二肌肌腱与外踝的关系。

3）后群分浅、深两层，浅层为小腿三头肌，由腓肠肌和比目鱼肌构成，观察其起止点及跟腱的形成和附着部位；翻开小腿三头肌，从内侧向外侧依次辨认趾长屈肌、胫骨后肌和跛长屈肌，注意三肌肌腱与内踝的位置关系。

4）在自己身上观察和触摸小腿三头肌的肌腹和跟腱的轮廓。

（5）在足肌标本上观察足背肌和足底肌。足背肌较薄弱，包括跛短伸肌和趾短伸肌。足底肌的配布情况和作用与手肌相似，也分为内侧群、外侧群和中间群，依次观察各肌。

【想一想】

（1）肋间外肌和肋间内肌的位置、起止和作用。

（2）膈的位置、外形、结构特点和功能。

（3）肱二头肌和肱三头肌的位置、起止和作用。

实训三

血液系统实训

任务一　观察血细胞涂片

【实训目的】

（1）掌握微量采血及血涂片的制作方法。

（2）学习使用光学显微镜观察和区分红细胞与各种白细胞。

【实训器材】

医用采血针、酒精棉球、载玻片、血推片、瑞氏染液、蒸馏水、光学显微镜。

【实训内容和方法】

（1）取末梢血一滴置于玻片的一端，左手持载玻片，右手以边缘平滑的血推片的一端从血滴前方后移接触血滴，血滴即沿血推片散开。然后使血推片与载片夹角保持 30°～45°平稳地向前移动，载片上保留下一薄层血膜。

（2）血涂片制成后可手持玻片在空气中挥动，使血膜迅速干燥，以免血细胞皱缩。用蜡笔在血膜两侧画线，以防染液溢出，然后将血膜平放在染色架上。加瑞氏染液 2～3 滴，使其覆盖整个血膜，固定 0.5～1.0 min。滴加等量或稍多的新鲜蒸馏水，与染料混匀染色 5～10 min。

（3）用清水冲去染液，待自然干燥后或用吸水纸吸干，即可置血涂片于显微镜下进行镜检。

（4）镜下观察血涂片：选择涂片的体尾交界处染色良好的区域，分别用低倍镜、高倍镜和油镜观察血涂片，注意观察不同的血细胞的形态和其镜下数量的区别。图 2-3-1 为油镜下正常的血涂片。在正常情况下血膜外观为粉红色，在显微镜下红细胞呈肉红色。白细胞胞浆能显示各种细胞的特有色彩：嗜酸性颗粒为碱性蛋白质，与酸性染料伊红结合，染成粉红色，称为嗜酸性物质；细胞核蛋白和淋巴细胞胞浆为酸性，与碱性料亚甲蓝（美蓝）结合，染成紫蓝色，称为嗜碱性物质；中性颗粒呈等电状态与伊红和亚甲蓝均可结合，染成淡紫色，称为中性物质。根据色彩及形态不同可区分出各类血细胞。

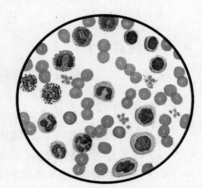

图 2-3-1　正常油镜下血涂片
的形态特点

61

【观察项目】

观察油镜下的各种血细胞，根据血细胞的形态特点区分辨别不同血细胞的名称。指出哪种血细胞数量最多,哪种血细胞数量其次,哪种血细胞数量较少,哪种血细胞数量最少。

【注意事项】

(1) 玻片的清洗:新玻片常有游离碱质,因此应用清洗液或 10％盐酸浸泡 24 h,然后再彻底清洗。用过的玻片可放入适量肥皂水或合成洗涤剂的清水中煮沸 20 min,再用热水将肥皂和血膜洗去,用自来水反复冲洗,必要时再置于 95％乙醇中浸泡 1 h,然后擦干或烤干备用。使用玻片时只能手持玻片边缘,切勿触及玻片表面,以保持玻片清洁、干燥、中性、无油腻。

(2) 细胞染色对氢离子浓度十分敏感,配制瑞氏染液必须用优质甲醇,稀释染液必须用缓冲液,冲洗用水应近中性,否则各种细胞染色反应异常,致使细胞的识别困难,甚至造成错误。

(3) 一张良好的血片,要求厚薄适宜,头、体、尾分明,分布均匀,边缘整齐,两侧留有空隙。血片制好后最好立即固定染色,以免细胞溶解和发生退行性变。

(4) 血膜未干透,细胞尚未牢固附在玻片上,在染色过程中容易脱落,因此血膜必须充分干燥。

(5) 染液不可过少,以防蒸发干燥染料沉着于血片上难冲洗干净。

(6) 冲洗时应用流水将染液冲去,不能先倒掉染液,以免染料沉着于血片上。

【想一想】

(1) 描述观察到的镜下各种血细胞的颜色、形态和数量。

(2) 细菌感染时白细胞分类中哪项细胞会增高?

任务二 ABO 血型的鉴定

【实训目的】

学会 ABO 血型鉴定的方法,加深理解血型分型的依据及临床意义。

【实训对象】

人外周血。

【实训器材】

采血针、75％酒精棉球、双凹玻璃片、记号笔、牙签、标准血清(A、B)、生理盐水、干棉球。

【实训内容和方法】

(1) 取清洁干燥的双凹玻璃片,用记号笔在两端标明 A 和 B 的记号。

(2) 在玻片上分别滴加抗血清。

(3) 消毒手指端,用采血针刺破皮肤,用毛细管吸取少许血分别置于抗 A 血清、抗 B 血清中,并用牙签充分混匀,静置 1～2 min 后观察结果。

(4) 根据被检血和抗 A 或抗 B 标准血清是否存在凝集反应来判断被检血型的类型(图 2-3-2),要判断是否凝集可参照图 2-3-3。在血型检测的表格(表 2-3-1)内填写血型结果分析。

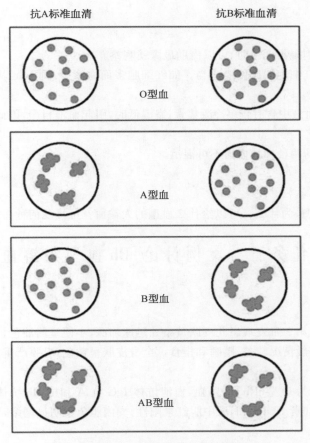

图 2-3-2 ABO 血型检查结果判断

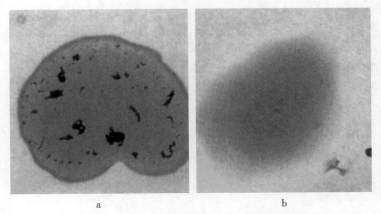

a

b

图 2-3-3 凝集原和凝集素的凝集现象

a:发生凝集反应,b:没有发生凝集反应

63

表 2-3-1 血型检测结果记录表

姓　名	结　　果		判断血型
	抗 A 标准血清凹片	抗 B 标准血清凹片	

【注意事项】

（1）肉眼无法鉴别凝集现象时，可以借助显微镜观察。

（2）所取血清和红细胞的比例要适当。如红细胞多而血清少，则不足以使红细胞凝集；反之，细胞间距大，不易聚集。

（3）少部分人的血液中含有较多冷凝集素，室温低时，引起血液自凝，因此，要注意保温在 20 ℃以上。

（4）加入玻片中的两种标准血清不可混淆。

【想一想】

你的血型是什么型，为什么？可以给什么血型的人输血？可接受何种血型的血？

任务三 案例讨论:Rh 血型与溶血

【病例讨论】

早产男婴，出生后第 2 日发现患儿皮肤黄染并迅速加深，小便呈酱油色。

体格检查:患儿一般情况较差，嗜睡和拒食。全身皮肤呈黄色，巩膜严重黄染。肝脾肿大，拥抱反射消失。

实验室检查:母亲为 O 型(Rh 阴性)血，血清抗体 IgG 抗 A 和抗 Rh 抗体均阳性；患儿为 A 型(Rh 阳性)血，脐血胆红素 15 mg/dl，尿中胆红素阳性，粪内胆色素明显增多，Hb 80 g/L。

【想一想】

请根据所学理论知识回答以下问题。

（1）简述血液凝固的基本过程。

（2）简述凝血的外源性途径，凝血的内源性途径及其异同点。

（3）何谓血型？ABO 血型的分型依据是什么？并简述 ABO 血型的鉴定。

（4）根据案例和生理学知识综合分析新生儿产生溶血的原因。

实训四
心脏的解剖结构和功能

任务一　认识心脏的解剖结构

【实训目的】

通过对心脏及其动脉、静脉模型和标本的观察,掌握心脏的位置、外形、内部结构、毗邻以及出入的动静脉走向和名称。

【实训器材】

(1) 人体半身模型及标本。

(2) 大、小心脏模型,心脏标本,心包与纵隔模型及标本。

【实训内容和方法】

(1) 心的位置和外形:观察胸腔解剖标本(图2-4-1、图2-4-2),可见心位于中纵隔内,膈的上方,被心包包裹。心的2/3位于正中线左侧,心尖朝向左前下方。心表面的冠状沟、前室间沟及后室间沟因被血管及脂肪充填,故不甚明显。

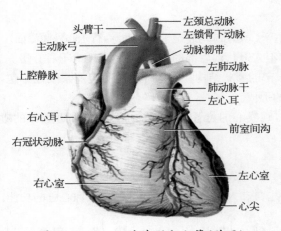

图2-4-1　心的外形和血管(前面)

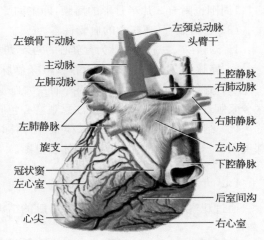

图2-4-2　心的外形和血管(后面)

65

(2) 心腔的形态:取切开心壁暴露心腔的标本观察(图2-4-3),心有4个腔,即右心房、左心房、右心室和左心室。左、右两心房和左、右两心室间分别由房间隔和室间隔分隔,同侧心房与心室之间有房室口相通。

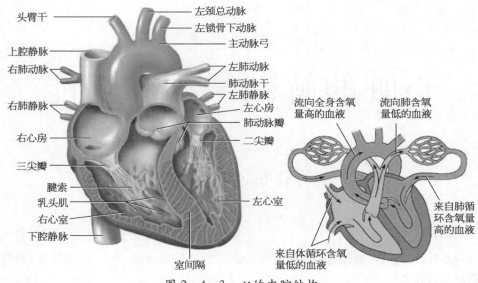

图 2 - 4 - 3　心 的 内 腔 结 构

1）右心房：观察其上壁有上腔静脉口，下壁有下腔静脉口，与右心室相通的孔道即右房室口，右房室口与下腔静脉口之间有一较小的开口即冠状窦口。房间隔的下部注意辨认卵圆窝。

2）右心室：辨认右房室口的周缘附着的三尖瓣，三尖瓣向下突入右心室。注意观察连于瓣膜的腱索及与腱索相连的乳头肌。右心室左上方的开口为肺动脉口，口周缘3片半月形的瓣膜，即肺动脉瓣，位于肺动脉口之间的右室壁上，注意辨认室上嵴。

3）左心房：观察其突向右前方的部分即左心耳，其后部两侧各有两个开口，为两侧肺静脉的开口，左心房前下方的开口即左房室口。

4）左心室：辨认左房室口的周缘附着的二尖瓣，左房室口的内侧有流出道的出口，即主动脉口，口周围也附着3片半月形的瓣膜，即主动脉瓣。

（3）心的血管：观察心的血管标本。

1）动脉：左、右冠状动脉为营养心的两条动脉主干。两动脉均起始于升主动脉，行于心外膜深面。

2）静脉：主要有心大、中、小静脉，3条静脉均汇入冠状沟后部的冠状窦，后者开口于右心房。

（4）心包：心包是包裹在心的外面及大血管根部的囊状结构。辨认纤维性心包及浆膜性心包，区分浆膜性心包的脏层和壁层，注意观察心包腔的形成。

（5）结合教材内容对照图谱、模型、尸体标本，观察心的位置、形态结构特点，与邻近脏器的毗邻关系。尸体、活体对照体会心的体表投影。

【想一想】

通过观察心脏的模型，简要回答心脏的结构、出口和入口、主要冠状动脉的分布和心脏的功能。

任务二　认识心脏的泵血功能（期前收缩与代偿间歇）

【实训目的】

学会在体蟾蜍心跳曲线的记录方法，并通过观察期前收缩和代偿间歇来验证心肌有效不应期长的特征。

【实训原理】

两栖类动物心脏起搏点位于静脉窦,此处的自动节律性最高,心房和心室的细胞虽然也有自动节律性,但比较低。正常情况下心脏以静脉窦的节律跳动。如果高位兴奋下传的途径被阻,则低位心肌细胞的自动节律性也能引起心脏的搏动。心肌的另一特性是具有较长的不应期,心肌的有效不应期占整个收缩期和舒张早期,在此期内给心肌以任何刺激,都不会引起反应。而在相对不应期(约相当于心肌的舒张中后期)给心肌单个阈上刺激,即可引起一个期前收缩。期前收缩的兴奋过程也有有效不应期,如果这时静脉窦传来正常的节律性兴奋,则心室不发生反应,须待静脉窦传来下次兴奋才能发生反应。所以在期前收缩以后会出现一个较长时间的心室停搏,即代偿间歇。

【实训对象】

蟾蜍。

【实训器材】

生物信号采集仪一套、蛙类手术器械、铁架台、机-电换能器、蛙心夹、林格液。

【实训内容和方法】

1. 标本制备　损毁蟾蜍脑和脊髓,将其仰卧位固定在蛙板上,用镊子提起胸骨后端腹部的皮肤,用粗剪刀剪一小口,然后由切口将剪刀伸入皮下,向左、右两侧锁骨外侧方向剪开皮肤,并向头端掀开皮肤。用镊子提起胸骨后端腹肌,在腹肌上剪一小口,将手术剪伸入胸腔内,紧贴胸壁(以免损伤下面的心脏和血管),沿皮肤切口方向剪开肌肉,再用粗剪刀剪断左、右乌喙骨和锁骨,使创口呈一个倒三角形。用眼科镊提起心包膜,并用眼科剪将心包膜剪开,暴露心脏。用蛙心夹于心室舒张期夹住心尖,将系于蛙心夹的丝线与机-电换能器连接,调节机-电换能器高度,使连线与换能器平面保持垂直,松紧适中。

2. 仪器装置及程序设置

(1) 如图 2-4-4 所示连接仪器。其中,刺激电极与生物信号采集仪的 Output 1 相连。

(2) 电刺激输出的设置:实训中如要对标本进行刺激,应先用鼠标左键单击"开始"按钮,程序开始采样记录,然后单击"刺激面板"按钮,即可产生刺激输出,让第二通道显示刺激方波。

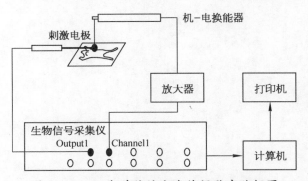

图 2-4-4　期前收缩和代偿间歇实验框图

（3）刺激电极用胶泥固定在蛙板上，并使刺激电极和心室肌紧密接触。

【观察项目】

（1）记录正常心肌收缩曲线：适当调节"Channel 1"（通道 1）的"Range"和基线位置，得到满意的心肌收缩曲线，注意观察其中哪一部分代表心室收缩，哪一部分代表心室舒张。

（2）在心室收缩期，用鼠标左键单击"刺激"按钮，观察心肌收缩有无改变。

（3）在心室舒张期（舒张早期、中期和晚期），用鼠标左键单击"刺激"按钮，注意观察能否引出期前收缩，期前收缩后心室收缩发生什么改变。

（4）打印上述实训结果。

【注意事项】

（1）把心脏悬挂在换能器上的丝线应松紧适中，不要过长，并和换能器平面保持垂直。

（2）在对心脏进行电刺激前，可先刺激腹部肌肉，以检查电刺激是否有效。

（3）经常在蟾蜍心脏上滴加林格液，使心脏保持湿润。

【想一想】

在什么条件下才能出现期前收缩和代偿间歇？期前收缩后是否都有代偿间歇？

实训五

动、静脉和淋巴系统的结构

任务一　认识人体主要动、静脉和淋巴系统的解剖结构

【实训目的】

（1）掌握主动脉的起止、位置、分部及各部发出的分支；头颈、上肢、胸部、腹部、盆部和下肢动脉主干的名称、起始部位、行程及其主要分支与分布。

（2）掌握上腔静脉的组成、起止，主要属支的名称、位置及收集范围；下腔静脉的组成、起止，主要属支的名称、位置及收集范围；肝门静脉的组成、主要属支及收集范围。

（3）掌握淋巴系统的组成、各部的结构和分布特点；9条淋巴干的名称和大体位置；胸导管的起始、走行和终止部位；右淋巴导管的位置。

【实训器材】

（1）胸腔解剖标本和模型及心脏模型。

（2）躯干后壁的动脉、静脉标本及模型。

（3）头颈动脉、静脉标本及模型。

（4）上肢动脉、静脉标本和模型。

（5）胸腹部动脉、静脉标本和模型。

（6）男、女性盆部（矢状切开）及下肢动脉、静脉标本、模型。

（7）肝门静脉标本和模型。

（8）全身淋巴管和淋巴结模型一套。

（9）全身淋巴管和淋巴结灌注的标本。

（10）胸腔器官的淋巴管和淋巴结标本。

（11）腹腔器官的淋巴管和淋巴结标本。

（12）腹股沟浅淋巴管和浅淋巴结标本。

【实训内容和方法】

1. 人体的动脉（图2-5-1）

（1）肺动脉：取离体心模型，对照胸腔解剖标本观察。肺动脉为一短而粗的血管干，起始于右心室，向左上方走行，至主动脉弓下方分为2支，即左、右肺动脉，观察它们的行径，寻认动脉韧带。

（2）主动脉：结合离体心标本及胸腔解剖标本，观察躯干后壁动脉标本。主动脉为最粗大的动

69

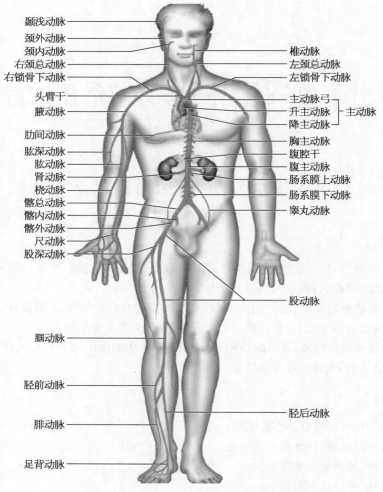

颞浅动脉

颈外动脉

颈内动脉

右颈总动脉

右锁骨下动脉

头臂干

腋动脉

肋间动脉

肱深动脉

肱动脉

肾动脉

桡动脉

髂总动脉

髂内动脉

髂外动脉

尺动脉

股深动脉

椎动脉

左颈总动脉

左锁骨下动脉

主动脉弓

升主动脉　主动脉

降主动脉

胸主动脉

腹腔干

腹主动脉

肠系膜上动脉

肠系膜下动脉

睾丸动脉

股动脉

腘动脉

胫前动脉

胫后动脉

腓动脉

足背动脉

图 2 - 5 - 1　全身主要动脉

脉干,它由左心室发出后,斜向右上方,继而向左后方弯曲,沿脊柱下降,至第 4 腰椎体下缘水平分为左、右髂总动脉。

1) 头颈部的动脉:头颈部的动脉主干是颈总动脉。注意观察左、右颈总动脉起点的差别,可见颈总动脉经胸锁关节后方,沿气管和食管两侧上升,至甲状软骨上缘分成两终支,即颈内动脉和颈外动脉。观察左、右颈外动脉分支及甲状腺上动脉、舌动脉、面动脉、颞浅动脉、上颌动脉的行程及分布。颈外动脉还发出枕动脉和耳后动脉,向后上行走,分布到枕顶部和耳后部;咽升动脉,沿咽侧壁上升至颅底,分布至咽、颅底等处。注意同侧颈外动脉分支之间、同侧与对侧颈外动脉分支之间亦有丰富的动脉吻合。颈外动脉与颈内动脉、锁骨下动脉的许多分支之间亦有比较丰富的吻合。当一侧颈外动脉或其分支结扎后,可通过上述吻合建立比较充分的侧支循环。

2) 锁骨下动脉及上肢的动脉:结合胸腔解剖标本和上肢血管标本,注意观察左、右锁骨下动脉起始的差别。锁骨下动脉起始后斜向上行,经胸膜顶前方,向外穿斜角肌间隙至第 1 肋外侧缘,移行为腋动脉。腋动脉行于腋窝深部,至大圆肌下缘移行为肱动脉。

锁骨下动脉的主要分支有:椎动脉、胸廓内动脉、甲状颈干。

腋动脉主要分支有：胸肩峰动脉、胸外侧动脉、肩胛下动脉、旋肱前动脉、旋肱后动脉。

肱动脉：在大体标本上注意观察肱动脉沿肱二头肌内侧下行至肘窝，平桡骨颈高度，分为桡动脉和尺动脉。肱动脉位置表浅，在活体能触及其搏动，当前臂和手部出血时，可在臂中部将该动脉压向肱骨以暂时止血。在大体标本前臂的深层肌表面辨认桡动脉、尺动脉及其分支。在手掌注意观察掌浅弓和掌深弓位置、组成。

3）胸部的动脉：胸部的动脉主干为胸主动脉。取躯干后壁动脉标本，观察胸主动脉壁支在肋间隙内的走行概况。

4）腹部的动脉：腹部的动脉主干为腹主动脉。动脉标本观察，可见腹主动脉壁支主要为 1 对膈下动脉（分布于膈和肾上腺）和 4 对腰动脉。腹主动脉的脏支有肾动脉、肾上腺中动脉、睾丸动脉（女性为卵巢动脉）和腹腔干、肠系膜上动脉、肠系膜下动脉等。

在主动脉裂孔的稍下方，自腹主动脉前臂发出的一条短而粗的血管为腹腔干，它立即分为 3 支，即胃左动脉、肝总动脉和脾动脉。在腹腔干的稍下方，起自腹主动脉前壁的动脉即肠系膜上动脉，它向下经胰头和十二指肠水平部之间。肠系膜下动脉约在第 3 腰椎水平起自腹主动脉的前壁向左下方走行。

5）盆部及下肢的动脉：观察盆部及下肢动脉标本，可见在骶髂关节的前方，髂总动脉分为 2 支，下降入骨盆的 1 支为髂内动脉，沿腰大肌内侧缘下行的为髂外动脉。

髂总动脉的分支包括脏支和壁支两类。壁支包括闭孔动脉、臀上动脉、臀下动脉、髂腰动脉、骶外侧动脉。闭孔动脉在穿闭膜管之前还发出耻骨支，在股环附近，可与腹壁下动脉的分支吻合，形成异常闭孔动脉，在股疝手术时应注意。脏支包括脐动脉、膀胱下动脉、直肠下动脉、子宫动脉、阴部内动脉等。注意观察子宫动脉与输尿管的关系：子宫动脉沿盆侧壁向内下方走行，进入子宫阔韧带两层之间，跨输尿管的前上方，接近子宫颈处发出阴道支，其主干沿子宫侧缘迂曲上行至子宫底，分支营养子宫、输卵管和卵巢。

髂外动脉沿腰大肌内侧缘下行，经腹股沟韧带中点稍内侧的后方入股部，移行为股动脉。髂外动脉的主要分支为腹壁下动脉，该动脉在腹股沟韧带上方发自髂外动脉，向内上分布于腹直肌。股动脉在股三角内下行，至股三角下方穿收肌管和收肌腱裂孔转向背侧，入腘窝，改名为腘动脉，在腘窝下部，腘动脉分为胫前动脉与胫后动脉，下降入小腿。

结合教材内容对照图谱、模型、尸体标本，观察各部动脉的起止、位置、分部及各部发出的分支。尸体、活体对照体会各部动脉的体表投影。

2. 人体的静脉

（1）肺静脉：观察胸腔解剖标本和离体心标本。每侧肺有两条肺静脉，离开肺门后，横行向内，注入左心房。

（2）头颈部的静脉：取头颈部标本观察静脉，可见颈部两条主干，即颈内静脉与颈外静脉（图 2-5-2）。

1）颈内静脉：起自颅底的颈静脉孔，最初伴行颈内动脉，继而伴颈总动脉下行，至胸锁关节后方，与锁骨下静脉汇合形成头臂静脉，观察两静脉汇合处所形成的静脉角。颈内静脉的属支包括颅内支及颅外支，此次仅观察颅外支中的面静脉、下颌后静脉、咽静脉、舌静脉和甲状腺上、中静脉等。①面静脉：起自内眦静脉，在面动脉的后方下行。在下颌角下方跨过颈内、外动脉表面，下行至舌骨大角处注入颈内静脉。②下颌后静脉：由颞浅静脉与上颌静脉在腮腺内汇合而成，下行达腮腺下端，分为前、后两支。前支向前下方汇合面静脉；后支与耳后静脉及枕静脉合成颈外静脉。颞浅静脉和上颌静脉均收纳同名动脉分布区的静脉血。

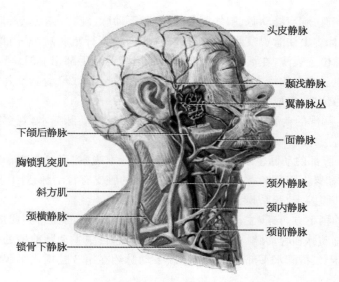

图 2-5-2 头颈部的静脉

2）颈外静脉:沿胸锁乳突肌表面下降,注入锁骨下静脉。

（3）上肢的静脉(图 2-5-3)

1）上肢的深静脉:上肢的深静脉与同名动脉伴行,最后合成腋静脉。腋静脉在第 1 肋骨外侧缘延续为锁骨下静脉。锁骨下静脉与锁骨下动脉伴行。

2）上肢的浅静脉:有两条主干,即桡侧的头静脉和尺侧的贵要静脉,两静脉在肘窝处借正中静脉相连。①头静脉:起于手背静脉网的桡侧,逐渐转至前臂屈侧,初沿前臂桡侧皮下,经肘部,继而沿肱二头肌外侧上行,过三角肌胸大肌间沟,穿深筋膜,注入腋静脉。收纳手和前臂桡侧掌面和背

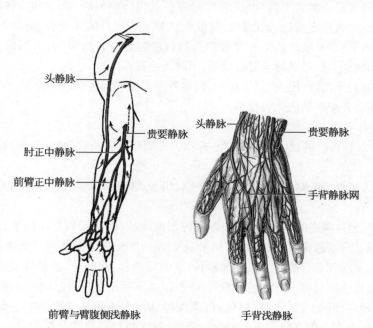

图 2-5-3 上肢浅静脉

面的浅静脉的血液。②贵要静脉:起于手背静脉网的尺侧,逐渐转至前臂的屈侧,沿着前臂尺侧皮下,经肘窝继续沿肱二头肌内侧上行,至上臂中点稍下方,穿深筋膜汇入肱静脉,或伴随肱静脉向上注入腋静脉。收集手和前臂尺侧的浅静脉的血液。③肘正中静脉:粗而短,变异甚多,斜行于肘窝皮下,常连接贵要静脉和头静脉。临床上常通过肘部浅静脉进行药物注射、输血或采血。

(4)胸部的静脉(图2-5-4):在已打开的上纵隔内确认与右心房相连的上腔静脉,寻找上腔静脉至心房后壁的奇静脉,观察奇静脉的各级属支,确定其收集静脉血的范围。观察躯干后壁的静脉标本,可见奇静脉沿胸椎体右侧上行至第4胸椎处弯曲向前方,注入上腔静脉。

上腔静脉为上腔静脉系的主干,是一条粗短的静脉,由左、右头臂静脉合成,位于升主动脉的右侧,注入右心房。在胸锁关节后方,左、右颈内静脉与左、右锁骨下静脉分别汇合成左、右头臂静脉,汇合处为静脉角,颈内静脉的属支与颈外动脉的分支同名且伴行。

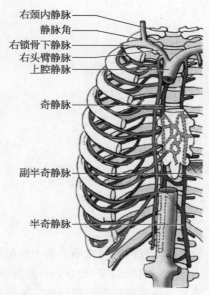

图2-5-4　胸部的静脉

(5)盆部与下肢的静脉:盆部与下肢的静脉主干是髂总静脉。髂总静脉与同名动脉伴行,在骶髂关节的前方由同侧的髂内静脉及髂外静脉汇合而成。

观察躯干后壁的静脉标本,可见两侧总静脉约在第5腰椎高度合成下腔静脉。下腔静脉为下腔静脉系的主干,是全身最粗大的静脉,位于腹主动脉的右侧。收集盆部回流血液的主干是髂内静脉,髂内静脉与髂内动脉伴行(图2-5-5)。

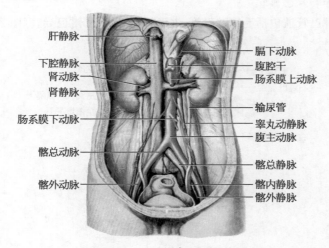

图2-5-5　腹部的动、静脉

下肢的深静脉均与同名动脉相伴,最后汇入股静脉。下肢的浅静脉有两条主干,即大隐静脉和小隐静脉。大隐静脉沿途收集小腿和大腿内侧浅静脉外,在穿入隐静脉裂孔前还接纳以下5条浅静脉,即股内侧浅静脉、股外侧浅静脉、阴部外静脉、腹壁浅静脉和旋髂浅静脉。大隐静脉在内踝前上方处,位置表浅,临床常在此做静脉穿刺或切开(图2-5-6)。

(6)腹部的静脉:腹部的静脉有直接注入下腔静脉的肾静脉、睾丸静脉(女性为卵巢静脉)和肝

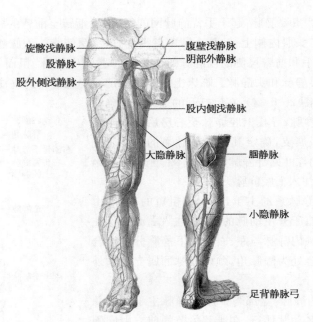

旋髂浅静脉
腹壁浅静脉
股静脉
阴部外静脉
股外侧浅静脉
股内侧浅静脉
大隐静脉
腘静脉
小隐静脉
足背静脉弓

图 2-5-6　下肢浅静脉

静脉等。肝门静脉由肠系膜上静脉与脾静脉在胰头、体交界处后方汇合而成,斜向右上方行走,进入肝十二指肠韧带,经肝固有动脉和胆总管之间的后方,至肝门,分左、右支入肝,出肝后注入下腔静脉。注意观察肝门静脉的主要属支:肠系膜上静脉、脾静脉、肠系膜下静脉、胃左静脉、胃右静脉、胆囊静脉、附脐静脉。肠系膜上静脉和肠系膜下静脉均与同名动脉伴行。

　　3. 人体的淋巴管和淋巴器官
　　(1) 淋巴管道:淋巴管道包括毛细淋巴管、淋巴管、淋巴干和淋巴导管(图 2-5-7)。

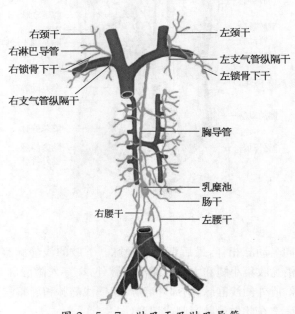

右颈干
左颈干
右淋巴导管
左支气管纵隔干
右锁骨下干
左锁骨下干
右支气管纵隔干
胸导管
乳糜池
肠干
右腰干
左腰干

图 2-5-7　淋巴干及淋巴导管

1）淋巴管由毛细淋巴管汇集而成,位于全身皮下和深部动、静脉周围,可分为浅淋巴管和深淋巴管,此种标本只能在小儿灌注标本和牛心的淋巴灌注标本中观察到。

2）淋巴干全身共有9条,它们位于每一个重要局部,都是由淋巴管汇集而成。易于观察到的部位是乳糜池的左、右腰干和肠干;右淋巴导管注入右静脉角处的右颈干、右锁骨下干和右支气管纵隔干以及胸导管注入左静脉角处的左颈干、左锁骨下干和左支气管纵隔干。

3）右淋巴导管和胸导管:①右淋巴导管:短,约1.5 cm长,此淋巴导管可以不是由3条淋巴干组成,也可以是2条,甚至是3条淋巴干分别注入锁骨下静脉、静脉角等部位。②胸导管是全身最长、最粗大的淋巴导管,收纳约全身3/4的淋巴回流。常在第1腰椎体前方由左、右腰干和肠干汇入形成囊状膨大的乳糜池,然后向上经过膈主动脉裂孔入胸腔,注入左静脉角,注入处观察左颈干、左支气管纵隔干和左锁骨下干。

（2）淋巴器官:淋巴结的形态大小差别很大,但一般都有1个凸缘和1个凹缘,凸缘是输入淋巴管的进入处;而凹缘则是输出淋巴管的离开处,同时也是血管神经进入处,故凹缘称为淋巴结门。

（3）头颈部的淋巴管和淋巴结(图2-5-8)

1）头部的淋巴结:主要有枕淋巴结、乳突淋巴结、腮腺淋巴结、下颌下淋巴结和颏下淋巴结。

2）颈部的淋巴结:分为颈前淋巴结和颈外侧淋巴结两组。颈外侧淋巴结又分为颈外侧淋巴结(颈外静脉周围)和颈外深淋巴结,后者主要分布在颈内静脉周围,重点掌握和观察咽后淋巴结和锁骨上淋巴结。

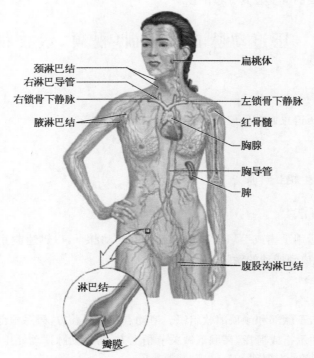

图2-5-8　淋巴器官及淋巴管道

（4）上肢的淋巴导管和淋巴结

1）肘淋巴结:位于肱骨内上髁上方。

2）腋淋巴结:位于腋窝内,可分为5群,包括外侧淋巴结、胸肌淋巴结、肩胛下淋巴结、中央淋巴结和腋尖淋巴结。

（5）胸部的淋巴管和淋巴结：包括胸壁的淋巴结和胸腔器官的淋巴两种。

1）胸壁的淋巴结包括胸骨旁淋巴结、肋间淋巴结和膈上淋巴结等。

2）胸腔器官的淋巴结包括纵隔前淋巴结、纵隔后淋巴结、肺门淋巴结、气管支气管淋巴结、气管旁淋巴结。

（6）腹部的淋巴管和淋巴结：包括腹壁的淋巴结和腹腔脏器的淋巴结。

1）腹壁的淋巴管和淋巴结：脐平面以上腹前壁的淋巴管一般注入腋淋巴结，脐平面以下腹前壁的淋巴管一般注入腹股沟浅淋巴结；腹后壁的淋巴结主要是腰淋巴结，此群淋巴结数量多，淋巴结大，分布在腹主动脉和下腔静脉周围。

2）腹腔器官的淋巴结：主要有腹腔淋巴结、肠系膜上淋巴结和肠系膜下淋巴结。

（7）盆部的淋巴管和淋巴结：盆部的淋巴管和淋巴结分为4群，包括左右对称的髂总淋巴结、髂内淋巴结、髂外淋巴结和单一的骶淋巴结。

（8）下肢的淋巴管和淋巴结：下肢的淋巴管和淋巴结主要有腹股沟浅淋巴结（两群，即腹股沟浅淋巴结上群，位于腹股沟韧带下方；腹股沟浅淋巴结下群，位于大隐静脉末端周围）和腹股沟深淋巴结（位于股动、静脉根部周围）。

【想一想】

想一想主动脉主要的分支及其分布位置。

任务二　压迫动脉止血实训（视频、示教和实训）

【实训目的】

学会体表浅动脉压迫止血的部位和方法。

【实训器材】

人体动脉模型、学生相互实训。

【实训内容和方法】

指压止血术是指运用手指或手掌压迫伤口近心端的动脉干，以迅速制止出血，达到临床止血的目的，适用于体表能摸到搏动的动脉。

1. 头颈部压迫止血

（1）颞浅动脉

1）解剖要点：分布于颞部和颅顶部软组织。搏动点在耳屏前方，颧弓根部。

2）止血方法：可用示指或拇指，在颞下颌关节稍上方，将该动脉搏动处压向深部的颞骨上。

3）止血区域：一侧颞、头顶部。

（2）面动脉

1）解剖要点：分布于咽、腭扁桃体、下颌下腺和面部软组织。搏动点在下颌缘处。

2）止血方法：可用示指或拇指，在下颌骨下缘与咬肌前缘交界处，将该动脉压向下颌骨下缘。

3）止血区域：眼裂以下至下颌骨下缘的面部。

（3）颈总动脉

1）解剖要点：分布于胸锁乳突肌深面，到甲状软骨上缘平面分为颈内和颈外动脉。搏动点在胸锁乳突肌中段的前缘。

2）止血方法：颈总动脉在胸锁乳突肌前缘中点处，将该动脉压向第6颈椎横突。

3）止血区域：一侧头面部（该动脉分支颈内动脉分布到脑，严禁两侧同时或长时间压迫）。

2. 上肢动脉指压止血术

（1）肱动脉

1）解剖要点：分布于上肢。搏动点在肱二头肌内侧沟。

2）止血方法：肱动脉全长在肱二头肌内侧均可摸到，其后外侧为肱骨。将肱动脉向内压向肱骨可达到止血目的。

3）止血区域：前臂及手。

（2）桡、尺动脉

1）解剖要点：分布于前臂、手部，并参与掌浅、深弓形成。搏动点在腕横纹上方。

2）止血方法：将桡动脉、尺动脉分别压向桡骨、尺骨。

3）止血区域：手部。

（3）指掌侧固有动脉

1）解剖要点：该动脉在掌指关节附近，分别到第2～5指的相对缘，沿指掌侧腱鞘两侧行到指末端。

2）止血方法：将手指两侧动脉压向近节指骨。

3）止血区域：手指。

3. 下肢动脉指压止血

（1）股动脉

1）解剖要点：分布于下肢。搏动点在腹股沟韧带中点下方。

2）止血方法：股动脉用双手或止血带加垫，用力将该动脉在腹股沟韧带下方，动脉搏动处压向深面即可。

3）止血区域：下肢。

（2）胫后动脉

1）解剖要点：分布于小腿后肌群、腓骨和附近肌肉及足底肌。搏动点在内踝和足跟之间。

2）止血方法：将该动脉搏动点压向跟骨。

3）止血区域：足底。

（3）足背动脉

1）解剖要点：分布于足背、足底。搏动点在内外踝连线中点处，深面为距骨和足舟骨。

2）止血方法：内外踝连线中点，将该动脉压向深部的距骨和足舟骨。

3）止血区域：足背。

【想一想】

你能说出几种压迫表浅动脉的方式来达到临床止血的目的？

实训六

呼吸系统的结构和功能

任务一 认识呼吸系统的解剖结构

【实训目的】

通过对呼吸器官的大体标本、模型的观察,掌握呼吸系统的组成、各器官的位置、形态、主要结构及毗邻。

【实训器材】

(1) 头颈正中矢状切面标本和模型。

(2) 喉软骨与喉腔标本和模型。

(3) 气管与支气管标本和模型。

(4) 人体半身模型标本和模型。

(5) 左、右肺和肺段标本和模型。

(6) 肺小叶模型。

(7) 纵隔标本和模型。

(8) 多媒体设备、呼吸系统正常和病理大体标本图片、视频资料。

【实训内容和方法】

1. 正常呼吸系统模型、大体标本观察

(1) 鼻:外鼻(鼻根、鼻尖、鼻翼)、鼻腔(鼻中隔、鼻前庭、固有鼻腔、上鼻甲、中鼻甲、下鼻甲、上鼻道、中鼻道、下鼻道)、鼻旁窦(上颌窦、额窦、筛窦、蝶窦的位置与开口)(图 2-6-1)。

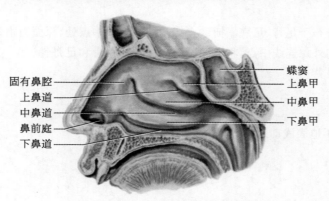

图 2-6-1 鼻腔外侧壁(右侧)

（2）喉：喉软骨（甲状软骨、环状软骨、杓状软骨、会厌软骨）、喉腔分部（喉前庭、喉中间腔、声门下腔）、喉口、喉室、声襞和声门裂、前庭襞和前庭裂（图2-6-2）。

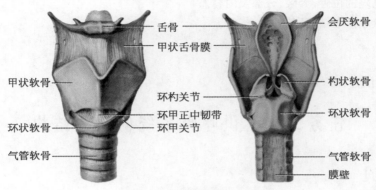

图2-6-2　喉软骨及连结

（3）气管：软骨环、气管杈及左、右支气管区别（图2-6-3）。

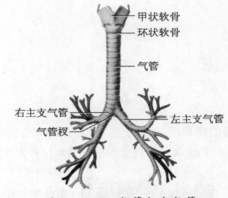

图2-6-3　气管与支气管

（4）肺：①肺的位置。②肺的形态（肺尖、肺底、胸肋面、纵隔面、肺门、左肺心切迹、肺段、叶间裂）、肺分叶（左肺分上、下二叶，右肺分上、中、下三叶）（图2-6-4）。

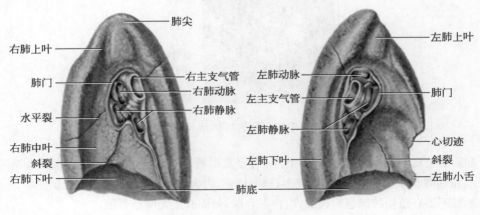

图2-6-4　肺的内侧面

　　(5) 胸膜:①胸膜的分部:脏胸膜、壁胸膜(胸膜顶、肋胸膜、膈胸膜、纵隔胸膜)。②胸膜腔。③肋膈隐窝。④胸膜下界和肺下缘的体表投影。

　　(6) 纵隔:纵隔的位置、界限、分部及内容。

　　2. 在人体上触摸喉结、环状软骨、气管。

【想一想】

想一想肺的位置、形态和分叶。

任务二　认识呼吸系统的组织结构

【实训目的】

熟悉气管和肺泡的微细结构的特征。

【实训器材】

气管和肺的组织切片。

【实训内容和方法】

1. 气管

(1) 取材:气管。

(2) 染色:H-E染色。

(3) 肉眼观察:标本为气管的横切面,管壁中呈"C"形被染成蓝色的是透明软骨环。

(4) 低倍镜观察:从管腔面向外依次分辨管壁的三层结构。必要时转高倍镜观察(图2-6-5)。

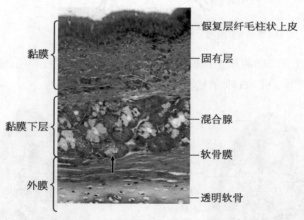

图2-6-5　气管壁组织结构(高倍镜)

1) 黏膜由上皮和固有层组成。①上皮:为假复层纤毛柱状上皮,夹有杯状细胞,基膜明显。②固有层:由结缔组织构成,弹性纤维较多,呈亮红色,内含腺体导管、血管和淋巴组织等。

2) 黏膜下层有疏松结缔组织构成,内含混合腺,与固有层无明显界限。

3) 外膜由透明软骨环和结缔组织构成。软骨环缺口处由致密结缔组织和平滑肌纤维构成,黏膜下层的腺体可伸至此处。

2. 肺(图 2-6-6)

(1) 取材:肺。

(2) 染色:H-E 染色。

(3) 肉眼观察:标本的大部分呈海绵样,是肺的呼吸部,还有大小不等的管腔,是肺内各级支气管和肺动、静脉分支的断面。

(4) 低倍镜观察:分辨导气部和呼吸部,注意支气管各级分支与血管的区别。在小支气管的一侧,有伴行的肺动脉分支断面,其管壁薄,管腔大。

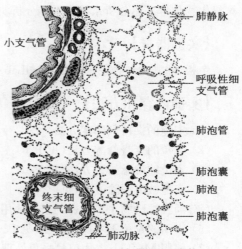

图 2-6-6 肺的微细结构

1) 导气部:包括小支气管、细支气管和终末细支气管。①小支气管:管径粗、管壁厚,分为三层。黏膜:上皮为假复层纤毛柱状上皮,有杯状细胞,固有层薄,其外可有少量分散的平滑肌纤维。黏膜下层:为疏松结缔组织,含混合腺。外膜:由散在的透明软骨片和结缔组织构成,内含小血管。②细支气管:管径较小,管壁较薄。黏膜:上皮为假复层或单层纤毛柱状上皮,杯状细胞少,固有层内平滑肌较多。黏膜下层:薄、含腺体少或没有腺体。外膜:软骨片小且少,或无。③终末细支气管:管径细,黏膜常有皱襞,表面为单层纤毛柱状或单层立方上皮,杯状细胞、腺体和软骨均消失,平滑肌形成完整的环行层。

2) 呼吸部:包括呼吸性细支气管、肺泡管、肺泡囊和肺泡。呼吸性细支气管和肺泡管的管壁不完整,直接与肺泡相连通。

(5) 高倍镜观察:重点观察呼吸部。

1) 呼吸性细支气管:上皮部一致,被覆假复层纤毛柱状、单层柱状或单层立方上皮。上皮下仅有少量的结缔组织和平滑肌。有时可见终末细支气管、呼吸性细支气管、肺泡管、肺泡囊和肺泡相连通的纵切面。

2) 肺泡管:由于管壁上有很多肺泡开口,故管壁自身结构很少,仅存在于相邻肺泡开口之间的部分,呈结节状膨大。其表面被覆单层立方或单层扁平上皮,其下有少量结缔组织和平滑肌。

3) 肺泡囊:为几个肺泡共同开口的地方。

4) 肺泡:呈多边形或不规则形,肺泡壁很薄,主要由两种肺泡上皮组成,难以分辨。相邻肺泡之间的薄层结缔组织为肺泡隔,内有丰富的毛细血管。肺泡隔和肺泡腔内常有肺泡巨噬细胞,吞噬尘粒后则称为尘细胞,其胞质内含大量的黑色颗粒。

【想一想】

(1) 观察肺的组织切片,想一想肺导气部包括哪些? 变化规律如何?

(2) 观察肺的组织切片,试述肺泡的组织结构,血-气屏障分哪几层?

任务三 家兔实训的基本操作

【实训目的】

学会正确的家兔实训的基本操作方法,包括家兔的捉持、称重、静脉麻醉、药液剂量计算方法、剪毛和手术方法、分离血管神经组织的方法、一般的插管方法、空气栓塞的处死方法。学会使用计算机生物信号采集分析系统记录和分析实验信号。

【实训器材】

兔板、哺乳类动物手术器械、MedLab 生物信号采集处理系统、台氏液、生理盐水、纱布。

【实训内容和方法】

（1）家兔的捉持和固定方法（见 P23）。

（2）家兔的全身麻醉方法（见 P26）。

（3）家兔的静脉给药方法（见 P30）。

（4）家兔被毛去除方法（见 P26）。

（5）哺乳类动物手术器械的正确使用方法（见 P34）。

（6）常用的家兔手术操作方法（见 P36）。

（7）使用 MedLab 生物信号采集处理系统记录和分析实验信号的方法（见 P13）。

（8）急性实训后，家兔的处死方法（空气栓塞法）（见 P33）。

【想一想】

你学会了家兔的捉持、麻醉和处死的方法了吗？请简述这些方法。

任务四　呼吸运动的调节

【实训目的】

通过记录呼吸运动的幅度和频率的变化，了解体内某些因素对呼吸运动的影响。

【实训对象】

家兔。

【实训器材】

生物信号采集仪一套、呼吸换能器、兔板、注射器、针头、哺乳类动物手术器械一套、绳、1％戊巴比妥钠、生理盐水、二氧化碳球囊、50 cm 长的橡皮管、气管插管。

【实训内容和方法】

1. 动物准备

（1）家兔的捉持、称重和麻醉：家兔的捉持方法见 P23。以每千克体重 3 ml 的 1％戊巴比妥钠溶液，从远离耳根部位的耳缘静脉中缓慢注射，麻醉家兔。注射时密切观察动物的呼吸、心跳、肌张力、角膜反射等，以防麻醉过深而死亡。麻醉后，家兔仰卧于兔板上，四肢和门牙用绳子固定。注意颈部必须放正拉直，以利于手术。

（2）颈部剪毛、手术以及分离气管和迷走神经：剪去颈部手术野的毛，剪下的毛应及时放入盛水的杯中浸湿，以免兔毛到处飞扬。在甲状软骨下缘沿正中线用手术刀切开皮肤，切口 5～7 cm。

用止血钳逐层分离皮下组织和肌肉,暴露气管。在气管两侧深层,找到颈总动脉鞘内的迷走神经(是三根神经中最粗而发亮的那根),用玻璃分针分别游离两侧颈总动脉鞘内的迷走神经 2～3 cm长,用丝线穿线备用。注意不要过度牵拉和钳夹神经,以免神经受损。游离气管约 3 cm 长,在气管下穿线备用。

(3) 气管插管:在气管靠近头端用剪刀剪一倒"T"字形的切口,插入气管插管,用线固定,保证家兔呼吸通畅,以防窒息。

(4) 呼吸换能器的放置:把呼吸换能器的绑带包绕家兔胸廓一周,呼吸换能器的换能装置应紧贴呼吸运动最明显的胸廓部位,绑带松紧适中。

2. 仪器准备

(1) 按照图 2-6-7 连接生物信号采集系统、计算机和呼吸换能器等。

(2) 启动计算机,打开生物信号采集系统电源,在桌面上单击 MedLab 图标,进入 MedLab 应用程序窗口。

(3) 把通道数设置为 2,从第一通道开始依次显示家兔的呼吸波、电刺激方波标记。

(4) 选择采样速度为 1 k/s。

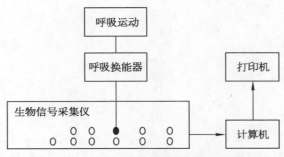

图 2-6-7　呼吸运动的调节实验框图

【观察项目】

(1) 观察和记录正常麻醉状态下的呼吸波。注意呼吸波的位置、疏密和幅度,通过基线调整以及放大或缩小幅度和时间轴的方法把呼吸波调整在居中、适合的疏密和幅度。

(2) 增加吸入气中二氧化碳的浓度:将装有二氧化碳的球胆通过一根细塑料管插入气管插管的一端(插管的另一端用手堵住),打开球胆管上的夹子,使二氧化碳随兔子的吸气而进入体内。观察和记录高浓度二氧化碳对呼吸运动的影响。在通入二氧化碳的同时加上注释,以方便实验后分析实验数据。以后的每个实训步骤中都要加上适当的注释。然后撤掉二氧化碳球胆,观察和记录其呼吸的恢复情况。

(3) 增大无效腔对呼吸的影响:在"Y"形的气管插管一端,接上 50 cm 长的橡皮管。堵住插管的另一侧,使动物通过橡皮管呼吸,观察和记录呼吸波的变化。然后去掉橡皮管,观察和记录其呼吸的恢复情况。

(4) 迷走神经对呼吸的影响:先记录一段时间的呼吸波,然后切断一侧迷走神经,观察和记录呼吸波的变化。一段时间后,观察呼吸运动是否恢复。再快速切断另一侧的迷走神经,观察和记录呼吸波的变化,同样观察一段时间,看这种呼吸运动的变化是否能恢复。

(5) 测量和计算各项实训步骤中的呼吸幅度和呼吸频率。

（6）选取各实训步骤中有代表性的波形，把所需的内容按先后顺序分别粘贴在时间轴的末尾。

（7）打印上述实训结果，粘贴在实训报告上。

【注意事项】

（1）麻醉动物时，注射缓慢，同时观察动物的呼吸、心跳、肌张力、角膜反射以防麻醉过深而死亡。

（2）颈部手术，皮肤切开后要注意沿正中线钝性分离组织，不能在没有看清血管走向的情况下盲目使用手术刀，不然会伤及血管导致大出血。

（3）呼吸换能器的换能装置必须紧贴呼吸运动最明显的胸廓部位。

【想一想】

（1）分析家兔吸入高浓度二氧化碳、增大无效腔和切断迷走神经分别引起呼吸运动变化的原因。

（2）吸入纯氮或吸入高浓度二氧化碳，哪种情况对呼吸运动的影响大？为什么？

实训七

消化系统的结构和功能

任务一　认识消化系统的解剖结构

【实训目的】

(1) 通过对模型和标本的观察,掌握消化系统的组成,各脏器的位置、重要结构和主要毗邻关系。熟悉腹膜所形成的结构和与脏器的关系。

(2) 在人体上辨认咽峡、腭扁桃体、阑尾根部的体表投影,胆囊、肝的体表投影。

【实训器材】

(1) 尸体(示教消化器官)。

(2) 消化器官的各分离标本和模型(食管、主动脉与气管,胃、空肠、回肠和大肠,盲肠与阑尾,直肠)。

(3) 人体半身模型。

(4) 头颈正中矢状切面模型和标本。

(5) 各类牙和牙构造的模型和标本。

(6) 咽腔和咽壁模型和标本。

(7) 男、女盆腔正中矢状切面模型和标本。

(8) 3 对唾液腺、肝、胆、胰及十二指肠模型和标本。

(9) 腹膜标本或模型。

(10) 多媒体设备,消化系统正常和异常的大体结构图片和视频材料。

【实训内容和方法】

1. 消化系统模型、大体标本观察

(1) 口腔:口腔前庭、固有口腔、硬腭、软腭、腭垂、腭舌弓、腭咽弓、腭扁桃体、咽峡、舌系带、舌乳头。

(2) 牙:形态、构造、数目、排列(牙质、牙釉质、牙骨质、牙腔)(图 2-7-1)。

(3) 咽:位置、分部与交通。结构:①鼻咽:咽鼓管咽口、咽隐窝、咽鼓管圆枕、咽扁桃体;②口咽:腭扁桃体;③喉咽:梨状隐窝(图 2-7-2、图 2-7-3)。

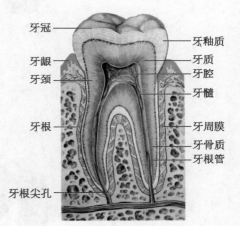

牙冠　　　　　　　　　牙釉质
　　　　　　　　　　　牙质
牙龈　　　　　　　　　牙腔
牙颈　　　　　　　　　牙髓

牙根　　　　　　　　　牙周膜
　　　　　　　　　　　牙骨质
　　　　　　　　　　　牙根管

牙根尖孔

图 2-7-1　牙的构造模式图
（纵切面）

85

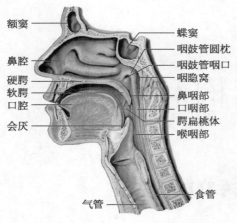

图 2-7-2 头颈部正中矢状切面

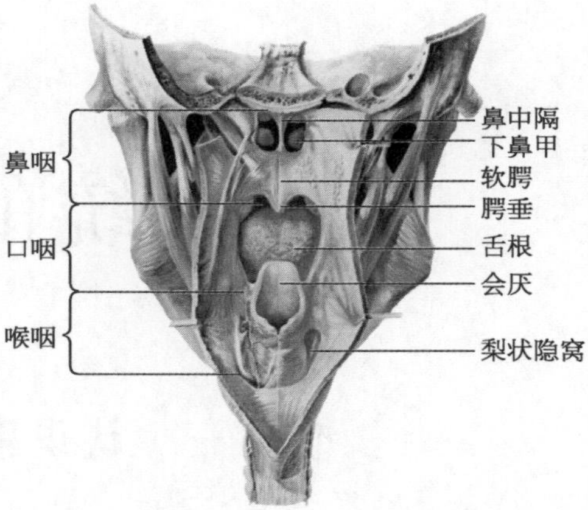

图 2-7-3 咽腔(切开咽后壁)

（4）食管：位置，食管与气管和支气管的关系，食管的 3 个狭窄及其和中切牙的距离（图 2-7-4）。

（5）胃：位置、形态（幽门、贲门、胃大弯、胃小弯、角切迹、胃窦）、分部（胃底、胃体、幽门部、贲门部）（图 2-7-5）。

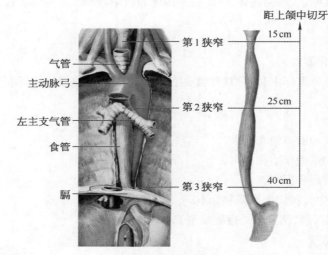

图 2-7-4 食管的位置及 3 个狭窄

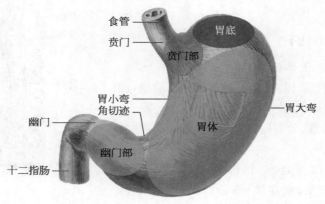

图 2-7-5 胃的形态和分部

（6）小肠：小肠各部位置及十二指肠的分部和十二指肠大乳头。

（7）大肠：①盲肠和阑尾的位置、回盲瓣；②结肠的分部、各部的位置和外形特征（结肠带、结肠袋、肠脂垂）；③直肠的位置和弯曲（骶曲和会阴曲）（图 2-7-6）。

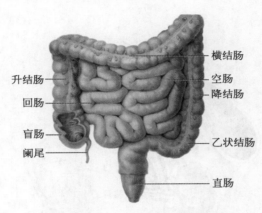

升结肠　　　　　　　　　　横结肠
回肠　　　　　　　　　　空肠
盲肠　　　　　　　　　　降结肠
阑尾　　　　　　　　　　乙状结肠
　　　　　　　　　　　　直肠

图 2-7-6　空肠、回肠与大肠

（8）肛管：肛门、肛柱、肛瓣、肛窦、齿状线、肛梳、白线、肛门内括约肌、肛门外括约肌。

（9）肝：①肝的位置。②肝的形态：肝镰状韧带、肝左叶、肝右叶、方叶、尾状叶、肝门的位置和出入肝门的结构（门静脉、肝固有动脉、左右肝管等）；胆囊窝及胆囊；肝圆韧带、静脉韧带、腔静脉沟及下腔静脉（图 2-7-7、图 2-7-8）。

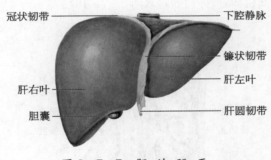

冠状韧带　　　　　　　　　下腔静脉
　　　　　　　　　　　　镰状韧带
肝右叶　　　　　　　　　　肝左叶
胆囊　　　　　　　　　　肝圆韧带

图 2-7-7　肝 的 膈 面

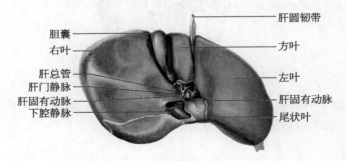

胆囊　　　　　　　　　　肝圆韧带
右叶　　　　　　　　　　方叶
肝总管　　　　　　　　　左叶
肝门静脉
肝固有动脉　　　　　　　肝固有动脉
下腔静脉　　　　　　　　尾状叶

图 2-7-8　肝 的 脏 面

87

（10）胆囊与输胆管道

1）胆囊：位置、分部及胆囊底的体表投影（图2-7-9）。

2）输胆管道：左肝管、右肝管、肝总管、胆囊管、胆总管、肝胰壶腹及其开口部位、Oddi括约肌（肝胰壶腹括约肌）。

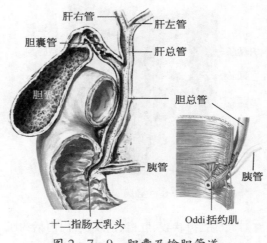

图2-7-9　胆囊及输胆管道

（11）胰：胰的位置、分部（胰头、胰体、胰尾）、胰管的开口（十二指肠大乳头）。

（12）腹膜：壁层、脏层、腹膜腔、腹膜形成的结构（肠系膜、小网膜、大网膜、网膜孔、陷凹）、腹膜与脏器的关系（内位器官、间位器官、外位器官）（图2-7-10）。

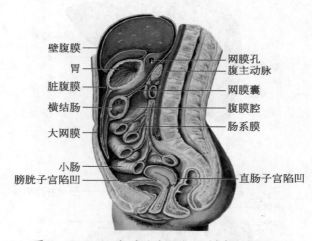

图2-7-10　腹膜腔矢状切面模式图（女性）

2. 在人体上触摸下列器官和部位　舌乳头、舌系带、舌下阜、舌下襞、咽峡、牙的排列次序、腭扁桃体、阑尾的体表投影、胆囊底及肝上下界的体表投影。

【想一想】

想一想食管、胃、肝和胰的位置和形态，食管的3个生理性狭窄在哪里？

88

任务二 辨别消化系统的组织结构

【实训目的】

(1) 观察食管、胃和小肠管壁微细组织结构的分层及其结构特点。

(2) 观察肝小叶的结构,了解门管小叶与肝腺泡的组成。

(3) 观察胰外分泌部的组织结构特点。

【实训器材】

食管、胃、小肠(十二指肠、空肠、回肠)、肝脏、胰腺的组织切片。

【实训内容和方法】

1. 食管

(1) 取材:食管横切面。

(2) 染色:H-E染色。

(3) 低倍镜观察:由管腔面依次向外观察。

1) 黏膜:上皮为未角化的复层扁平上皮,很厚。上皮基底部不平整,可见染色浅淡的结缔组织的横切面。固有层为致密结缔组织,内有小血管与食管腺导管,导管上皮为复层,外周常有淋巴细胞聚集,黏膜肌层为一层较厚的纵行平滑肌。

2) 黏膜下层:为疏松结缔组织,内有食管腺导管、黏液性和混合性的食管腺腺泡及黏膜下神经丛等。

3) 肌层:分为内环行、外纵行两层,肌层间有少量结缔组织及肌间神经丛。

4) 外膜:由疏松结缔组织组成,其中含有较大的血管、神经丛等。

(4) 高倍镜观察:黏膜下神经丛或肌间神经丛内可见几个神经元胞体,胞质被染成紫蓝色,核大而圆,染色浅,核仁明显。神经元周围有较多无髓神经纤维和神经胶质细胞。

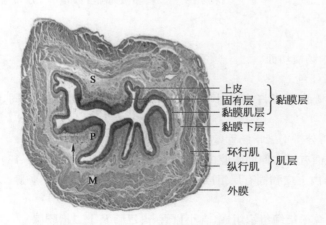

图 2-7-11 食管壁的微细结构

2．胃

（1）取材：胃底部横切面。

（2）染色：H－E 染色。

（3）肉眼观察：标本为长条形，着蓝色的部分为黏膜，深面染色浅的是黏膜下层，在其深面被染成红色的为肌层，外表是着色浅的薄层浆膜。

（4）低倍镜观察：分清胃壁的四层结构。

1）黏膜：表面由单层柱状上皮覆盖，有许多较浅的上皮凹陷，称为胃小凹。上皮下为固有层，内有大量排列紧密的胃底腺，由单层上皮围成。腺体之间的结缔组织少，而胃小凹之间则较多。固有层深面是黏膜肌层，由两层平滑肌组成，呈内环行、外纵行排列。

2）黏膜下层：位于黏膜肌层深面，由疏松结缔组织组成，内含血管等。

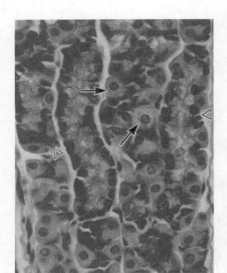

图 2－7－12　胃的微细结构（高倍）

3）肌层：较厚，由三层平滑肌构成，呈内斜行、中环行、外纵行排列，在环行与纵行平滑肌之间有肌间神经丛。

4）浆膜：位于肌层外面，在疏松结缔组织表面覆有一层间皮。

（5）高倍镜观察：着重观察黏膜层的结构（图 2－7－12）。

1）上皮：为单层柱状上皮，顶部胞质内充满黏原颗粒，不易着色，呈现透明区。

2）胃底腺：固有层内有许多不同断面的胃底腺，呈圆形、卵圆形、长条形等，腺腔狭小。①主细胞：数量较多，分布于胃底腺的体部和底部。细胞呈矮柱状，胞核呈圆形，位于细胞的基底部。胞质呈嗜碱性，顶部胞质呈空泡状，这是由于酶原颗粒被溶解所致。②壁细胞：较主细胞少，多分布于胃底腺的颈部和体部。胞体较大，呈圆形或三角形，胞核呈圆形，位于细胞的中央，少数细胞有双核，胞质呈嗜酸性，着深红色。③颈黏液细胞：数量少，分布于胃底腺的颈部，不必分辨。

3．十二指肠

（1）取材：十二指肠横切面。

（2）染色：H－E 染色。

（3）肉眼观察：肠腔面有许多细小的突起，为绒毛，根据着色的不同，可分辨管壁的四层结构。

（4）低倍镜观察：分辨十二指肠管壁的四层结构。

1）黏膜：黏膜表面有许多伸向肠腔的突起，即为小肠绒毛（图 2－7－13），绒毛的纵切面呈叶状，横切面呈卵圆形，由上皮和固有层组成。固有层中有不同断面的小肠腺。黏膜肌层呈内环行、外纵行排列。

2）黏膜下层：由疏松结缔组织组成，含小血管、淋巴管及十二指肠腺。

3）肌层：由内环、外纵两层平滑肌组成。两层之间有少量结缔组织及肌间神经丛。

4）浆膜：由疏松结缔组织和间皮构成。

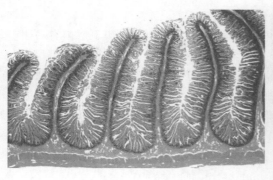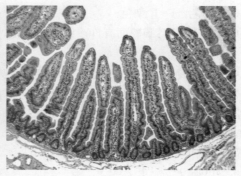

图 2-7-13　小肠纵切面

左:环形皱襞,右:小肠绒毛

（5）高倍镜观察:着重观察小肠绒毛、小肠腺和十二指肠腺的结构（图 2-7-14）。

1）小肠绒毛:覆盖绒毛表面的为单层柱状上皮,柱状细胞的游离面有细微纹状着亮红色的一层,此为纹状缘。柱状细胞间夹有空泡状的杯状细胞,胞核位于细胞基底部。绒毛的中轴为结缔组织,内有纵行的中央乳糜管（毛细淋巴管）,由内皮构成,管腔较毛细血管大。还有毛细血管和分散的平滑肌纤维,沿绒毛纵轴排列,还可见到淋巴细胞。

2）小肠腺:为单管状腺,由相邻绒毛基底部之间的上皮向固有层内陷而形成。选择一与绒毛的上皮相连续的小肠腺纵切面进行观察。小肠腺开口于相邻绒毛之间。构成小肠腺的主要细胞有:①柱状细胞,形态与绒毛的柱状细胞相同,位于小肠腺的上半部。②杯状细胞,形态与绒毛的杯状细胞相同,位于小肠腺的上半部。

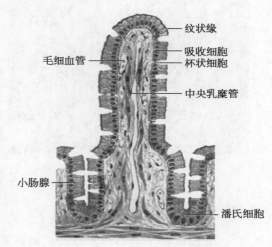

图 2-7-14　小肠绒毛微细结构

3）十二指肠腺:位于黏膜下层,为复管状腺。腺细胞呈矮柱状,胞核呈圆形或扁圆形,靠近细胞基底部,胞质着色深,为黏液性腺细胞。腺导管由单层柱状上皮组成,管腔较大,穿过黏膜肌,开口于肠腺的底部。

4. 空肠

（1）取材:空肠的横切面。

（2）染色:H-E 染色。

（3）肉眼观察:肠腔面有许多细小的绒毛,可分辨管壁的四层结构。

（4）低倍镜观察:分辨管壁的四层结构,观察黏膜和黏膜下层,注意与十二指肠及回肠相区别。

1）绒毛:为舌状。绒毛上皮中的杯状细胞数量较十二指肠多,但比回肠少。

2）淋巴组织:小肠固有层内均含孤立淋巴小结,但以小肠远侧部为多。

3）黏膜下层:无腺体。

5. 回肠

（1）取材:回肠的横切面。

（2）染色：H－E染色。

（3）肉眼观察：肠腔面有许多细小的绒毛，可分辨管壁的四层结构，黏膜下层内有一团蓝紫色的集合淋巴小结。

（4）低倍镜观察：分辨管壁的四层结构，观察黏膜与黏膜下层，注意与十二指肠及空肠相区别。

1）绒毛：呈指状突起。绒毛上皮中的杯状细胞多。

2）淋巴组织：固有层内有由数个淋巴小结集合在一起而形成的集合淋巴小结，并可侵入黏膜下层。

3）黏膜下层：无腺体。

6. 肝（图2－7－15）

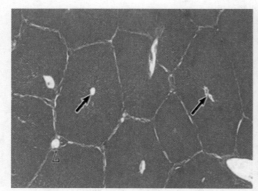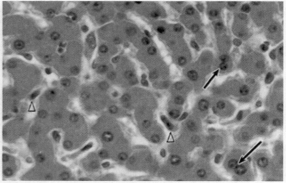

图2－7－15　肝的微细结构（低倍、高倍）

（1）取材：肝。

（2）染色：H－E染色。

（3）肉眼观察：肝被分成许多小区，即肝小叶。

（4）低倍镜观察

1）被膜：在肝的一侧有薄层被膜，由致密结缔组织构成。

2）肝小叶：呈多边形或不规则形，由于肝小叶之间的结缔组织较多，故肝小叶界限清楚。横切面的肝小叶中央有一条中央静脉。以中央静脉为中心，肝细胞呈索状向四周放射状排列，称为肝索。肝索之间的腔隙为肝血窦。

3）肝门管区：在相邻的几个肝小叶之间，结缔组织较多，其中有小叶间动脉、小叶间静脉和小叶间胆管的断面。

4）小叶下静脉：位于两小叶之间，是一条单独走行的静脉，管径大，管壁完整。

（5）高倍镜观察：进一步观察肝小叶和门管区的结构。选择肝小叶的横切面进行观察。

1）肝小叶：①肝索：由单行的肝细胞排列而成，肝索互相连接成网。肝细胞体积较大，呈多边形，有1～2个细胞核，核仁明显，胞质被染成粉红色。②肝血窦：为肝索之间的空隙。窦壁由内皮细胞组成。内皮细胞核呈扁圆形，染色较深，胞质少，不易辨认。窦内有库普弗细胞（肝巨噬细胞）。体积较大，形状不规则，常以凸起与窦壁相连，胞核染色较浅，胞质丰富。③中央静脉：管壁薄，由内皮和少量结缔组织构成；由于肝血窦开口于中央静脉，故管壁不完整。

2）肝门管区：在肝小叶之间的结缔组织中有三种相互伴行的管道，但每种管道的断面往往不止一个。①小叶间动脉：管腔小而圆，管壁厚，中膜有环形平滑肌。②小叶间静脉：管腔大、壁薄，形状不规则。③小叶间胆管:由单层立方上皮构成。上皮细胞的胞质清亮,核呈圆形,着色较深。

7. 胰腺

(1) 取材:胰腺。

(2) 染色:H-E染色。

(3) 肉眼观察:形状不规则、大小不等的区域为胰腺小叶。

(4) 低倍镜观察:由于胰腺小叶间的结缔组织少,故胰腺小叶之间的界限不明显。

1) 胰腺小叶:①外分泌部:有许多紫红色的腺泡及导管的各种断面。②内分泌部:为散在分布于外分泌部之间的大小不等、着色较浅的细胞团,称为胰岛。

2) 小叶间导管:胰腺小叶之间的结缔组织中有小叶间导管,管壁由单层柱状上皮构成。

(5) 高倍镜观察:重点观察胰腺小叶的结构。

1) 腺泡:为浆液性腺泡。腺细胞呈锥形,顶部的胞质呈嗜酸性,基底部的胞质嗜碱性强。胞核呈圆形,位于细胞基底部。腺腔中央常见较小的泡心细胞,为单层扁平或单层立方细胞,胞核呈扁圆形或圆形,胞质着色浅。

2) 闰管:管径小,由单层扁平上皮构成。有时可见闰管与泡心细胞相连续。由于闰管长,故闰管的断面较多。

3) 小叶内导管:由单层立方上皮构成。

4) 胰岛:周围有少量结缔组织,与腺泡相分隔。腺细胞呈不规则排列,相互连接成索状或团状,细胞之间的毛细血管丰富。

【想一想】

(1) 以十二指肠为例,想一想小肠的微细组织结构分为几层?各有什么特点?

(2) 想一想正常的肝小叶的结构。

任务三　小肠平滑肌的运动

【实训目的】

观察哺乳动物离体消化道平滑肌的一般生理特性。学习哺乳类动物离体器官灌流的方法。

【实训对象】

家兔。

【实训器材】

生物信号采集系统、麦氏浴槽、张力换能器、大试管、滴管、台氏液、1∶10 000肾上腺素溶液、1∶10 000乙酰胆碱溶液、阿托品。

【实训内容和方法】

(1) 标本制备:将兔执于手中倒悬,用木槌猛击兔头的枕部,使其昏迷,立即剖开腹腔,找出胃幽门与十二指肠交界处,以此处为起点取长 20~30 cm 的肠管,置于台氏液内轻轻漂洗,然后保存于室温的台氏液内,同时供氧。实验时取一段长 3~4 cm 的肠段,一端用恒温浴槽中心管内的有机玻璃板下端的蛙心夹固定,另一端用小钩钩住,通过丝线连于张力换能器上,此相连的丝线必须与水平面垂直,且不能与浴槽中心管内壁接触,以免摩擦而影响记录效果(图2-7-16)。

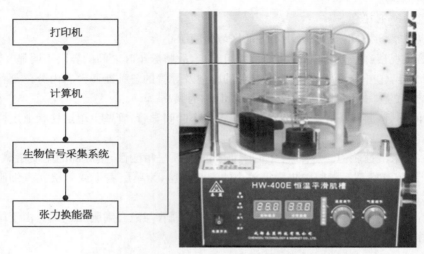

图 2-7-16　小肠平滑肌的运动实验连接框图

（2）仪器装置:按图2-7-16连接实验装置,在恒温浴槽中心管内盛38℃的台氏液,外部容器中加装温水,开启电源加热,恒温浴槽温度控制在38～39℃。调节恒温平滑肌槽的气体调节旋钮,使中心管内的气泡一个接一个地冒出液面,供应小肠足够的氧气。

（3）启动计算机,打开生物信号采集系统电源,在桌面上单击MedLab图标,进入MedLab应用程序窗口。

（4）把通道数设置为1,显示家兔小肠的蠕动波。

（5）选择采样速度为1 k/s。

【观察项目】

（1）观察和记录正常的离体小肠平滑肌在台氏液中,38～39℃时的蠕动曲线。通过基线调整及放大或缩小幅度和时间轴的方法把小肠的蠕动波调整在居中、适合的疏密和幅度。应注意观察其紧张性(基线的高度)、收缩幅度和蠕动频率等指标。

（2）在台氏液中加入1:10 000肾上腺素1～2滴,观察和记录肠段运动的变化。待作用出现后,即从和中心管相连的侧管放出含有肾上腺素的台氏液,立即倒入预先准备好的38℃左右的新鲜台氏液,如此反复更换浴槽中心管内的台氏液2～3次,以进行稀释和洗涤,观察小肠的蠕动是否恢复。加药和换液时刻,在曲线上加上标注。以后的每个实训步骤中都要加上适当的标注,以利于实训结束后数据的统计和分析。

（3）待肠段恢复正常活动后,在台氏液中加入1:10 000乙酰胆碱1～2滴,观察和记录肠段运动的变化。待作用出现后,立即用台氏液换洗。

（4）在台氏液中同时加入阿托品和1:10 000乙酰胆碱各1～2滴,观察和记录其对肠段运动的影响。待作用出现后,立即更换台氏液换洗。

（5）将恒温浴槽内的温水换成室温的水,台氏液换成室温台氏液,同时停止供氧。观察和记录此时肠段蠕动的变化。

【注意事项】

（1）肠段标本与张力换能器之间的连线要与水平面保持垂直，松紧适当，并且使之不与浴槽壁相摩擦。观察肠段运动方向和计算机屏幕上的记录曲线是否一致，即收缩时曲线上升，舒张时曲线下降。否则，可将张力换能器旋转180°。

（2）在加药前，必须先准备好更换用的38 ℃台氏液。

（3）每次加药出现效果后，必须立即更换浴槽内的台氏液，待肠段恢复正常活动后再观察下一个项目。

【想一想】

乙酰胆碱对消化道平滑肌和对心肌的作用有何不同？

实训八

泌尿系统的结构

任务一　认识泌尿系统的解剖结构

【实训目的】

观察正常泌尿系统的标本和模型,认知泌尿系统的组成以及肾、输尿管、膀胱和尿道的形态结构、位置和毗邻。

【实训器材】

(1) 泌尿系统各脏器分离标本和模型。

(2) 肾的冠状切面标本和模型。

(3) 男、女盆腔正中矢状切面标本和模型。

(4) 多媒体设备,正常和疾病的泌尿系统大体标本的图片、视频。

【实训内容和方法】

1. 肾

(1) 肾位置、肾的形态(肾门、肾蒂、肾皮质、肾髓质、肾柱、肾锥体、肾乳头等)(图2-8-1)。

(2) 肾窦(内有肾小盏、肾大盏、肾盂、肾动脉分支、肾静脉属支、脂肪组织等)。

(3) 肾被膜(自内向外依次为纤维囊、脂肪囊、肾筋膜)。

2. 输尿管　输尿管位置、分部和三个狭窄的部位。

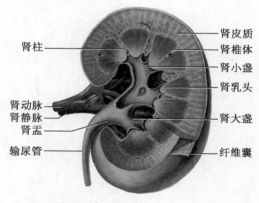

图2-8-1　肾的形态

3. 膀胱

(1) 形态(膀胱尖、膀胱体、膀胱底、膀胱颈)(图2-8-2)。

(2) 膀胱三角的位置和结构特点(图2-8-3)。

(3) 成人膀胱的位置和主要毗邻关系。

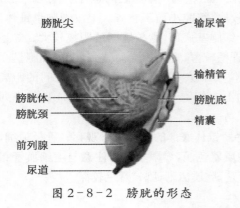

图2-8-2 膀胱的形态　　　　　图2-8-3 膀胱三角

4. 女性尿道 女性尿道位置、长度、开口部位和特点。

【想一想】

(1) 想一想肾、输尿管、膀胱和尿道的位置、形态和毗邻。

(2) 想一想膀胱三角的位置、特点和临床意义。

任务二　辨别泌尿系统的组织结构

【实训目的】

学习观察正常的肾脏组织切片的微细结构。

【实训器材】

(1) 肾单位整体模型和分解模型。

(2) 正常肾脏的组织切片。

【实训内容和方法】

泌尿系统的正常组织微细结构。

(1) 取材:肾脏。

(2) 染色:H-E染色。

(3) 肉眼观察:标本呈扇形,表面染色较深,为皮质;深部染色较浅,为髓质。

(4) 低倍镜观察

1) 被膜:位于肾的表面,由致密结缔组织构成。

2) 皮质:位于被膜的深面,其内有很多呈圆形的肾小球,而髓质内则无肾小球;此外,在皮质和

97

髓质的交界处有较大的血管,即弓形动、静脉。

3) 髓质:主要由平行的直管(肾小管直部、细段、集合小管)组成。

(5) 高倍镜观察(图2-8-4)

1) 皮质:①肾小体:由血管球和肾小囊组成。血管球由毛细血管构成,肾小囊脏层(内层)细胞紧贴毛细血管外面。肾小囊壁层(外层)为单层扁平上皮,脏、壁两层细胞之间是肾小囊腔。②近端小管曲部(近曲小管):断面数目较多,管径较粗,管壁较厚,管腔小而不整齐。上皮细胞呈锥体形,界限不清,胞质嗜酸性较强,着红色,胞核呈圆形,位于细胞基底部,胞核之间的距离较大。③远端小管曲部(远曲小管):断面较近曲小管少,管径较小,管壁较薄,管腔较大而整齐,上皮细胞呈立方形,界限较清楚,胞质嗜酸性弱,着色浅,胞核呈圆形,位于细胞中央或近腔面,胞核之间的距离较小。④致密斑:由远曲小管靠近肾小球血管极一侧的上皮细胞逐渐变高、变窄,胞核紧密排列而形成。

2) 髓质:重点观察细段和集合小管。①细段:选择肾锥体底部的细段进行观察。管径最细,管壁由单层扁平上皮构成,胞核呈卵圆形并突向管腔,胞质着色浅,界限不清。注意与毛细血管相区别。②集合管:上皮细胞为立方形或柱状,细胞界限清楚,胞质清晰,胞核着色较深。

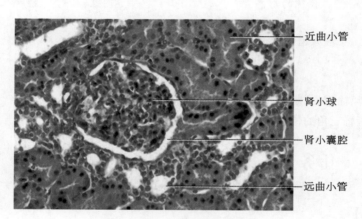

图2-8-4　肾的微细结构

【想一想】

想一想正常肾脏的微细结构的特点。

实训九

尿生成的调节和呋塞米对家兔的利尿作用

任务一　观察去甲肾上腺素、高浓度葡萄糖对尿生成的影响

【实训目的】

进一步学习家兔的静脉给药和手术方法；观察去甲肾上腺素、高浓度葡萄糖等对尿生成的影响，并分析其作用机制。

【实训原理】

尿生成的过程包括肾小球的滤过、肾小管和集合管的重吸收、肾小管和集合管的分泌与排泄。肾小球滤过受滤过膜的面积和通透性、血浆胶体渗透压、肾小球血浆流量及肾小球毛细血管血压等因素的影响，后两者又受肾交感神经以及肾上腺素和去甲肾上腺素等体液因子的影响。肾小管重吸收受小管液中溶质浓度等因素的影响。

【实训对象】

家兔。

【实训器材】

哺乳类动物手术器械、细塑料管、丝线、手术灯、纱布、量筒、1％戊巴比妥钠溶液、20％葡萄糖溶液、1∶10 000 去甲肾上腺素、生理盐水、注射器若干。

【实训内容和方法】

(1) 动物准备

1) 家兔的捉持、称重和麻醉：家兔的捉持方法见 P23 动物的捉持。以 1％戊巴比妥钠溶液每千克体重 3 ml 的参考剂量，从远离耳根部位的耳缘静脉中缓慢注射，麻醉家兔。注射时密切观察动物的呼吸、心跳、肌张力、角膜反射等，以防麻醉过深而死亡，见 P26。麻醉后，家兔仰卧于兔板上，四肢和门牙用绳子固定。注意下腹部必须放正拉直，以利于手术。

2) 下腹部手术：剪去下腹部手术野的兔毛，剪下的兔毛应及时放入盛水的杯中浸湿，以免兔毛到处飞扬。在耻骨联合上缘沿正中线向上做 5 cm 长的皮肤切口，用止血钳逐层分离皮下组织和肌

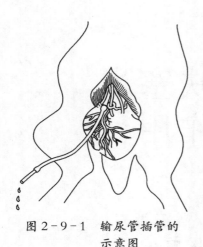

图 2-9-1　输尿管插管的
示意图

肉。沿腹白线切开暴露腹腔,将膀胱轻轻向外向下拉出,暴露膀胱三角,仔细辨认输尿管,并将一侧输尿管与周围组织轻轻分离,避免出血。用线将输尿管近膀胱端结扎,在结扎线的上部用眼科小剪刀剪一斜口,切口约为管径一半,把充满生理盐水的细塑料管经输尿管的斜口向肾脏方向的输尿管插入,用线结扎固定,进行导尿,可看到尿液随着输尿管的蠕动间断性地从细塑料管中逐滴流出(注意:塑料管插入输尿管管腔内,不要插入管壁肌层与黏膜之间,插管方向应与输尿管方向一致,勿使输尿管扭曲,以免妨碍尿液流出,见图 2-9-1)。手术完毕后用 38 ℃左右的生理盐水纱布在腹部切口处遮盖,以保持腹腔内温度并避免体内水分的过度流失。将细塑料管引至兔板边缘,使尿液滴在小烧杯内,用秒表计数每分钟的尿液滴数。

(2)待尿流量稳定后,即可进行下列实训项目,每项实训开始时,都应先记录 1 min 尿流量作为对照,然后分别进行注射各种药品,观察和记录 3 min 内尿流量的变化(注意:记录注射药物后头 3 min 内每 1 min 的尿流量,而不是 3 min 累计尿量)。

(3)从耳缘静脉注射 1∶10 000 去甲肾上腺素 0.1~0.2 ml,记录尿流量的变化。

(4)由耳缘静脉注射 20%葡萄糖溶液 5 ml,记录尿流量的变化。

(5)实训结果记录:把药液静脉注射前后,每 1 min 的导尿量记录在表 2-9-1 中。

表 2-9-1　尿量记录表

项　　目	用药后尿量(滴数)		
	1 min	2 min	3 min
对照尿液滴数			
1∶10 000 去甲肾上腺素 0.1~0.2 ml			
20%葡萄糖溶液 5 ml			

【注意事项】

(1)实训中需多次进行静脉注射,应注意保护兔的耳缘静脉,注射时应从远离耳根部位开始,逐渐移近耳根。亦可在实训开始前,从耳缘静脉进行静脉滴注,以后每次注射药物可从静脉滴注管注入。

(2)输尿管插管时,注意不要插入其黏膜层,并避免反复插管而损伤黏膜面造成出血,以致血液凝固堵塞输尿管。

(3)输尿管插管不能扭曲,以免引流不畅。

【想一想】

从耳缘静脉分别注射 1∶10 000 去甲肾上腺素 0.1~0.2 ml 和 5 ml 20%的葡萄糖溶液,会对尿量产生什么影响? 分别是通过什么生理机制实现的?

任务二 观察呋塞米的利尿作用

【实训目的】

观察呋塞米的利尿作用及了解其作用的生理机制。

【实训对象】

同任务一。

【实训器材】

同任务一。

【实训内容和方法】

(1) 动物准备:同任务一。

(2) 耳缘静脉注射呋塞米 0.5 ml/kg,然后每隔 5 min 收集一次尿液,连续 4 次,合并各次尿液,记录用药后 20 min 总尿量。

(3) 实训结果记录:将尿量测定结果填入表 2-9-2。

表 2-9-2 呋塞米注射前后尿量记录表

项 目	呋塞米静脉注射前后尿量(ml)			
	5 min	10 min	15 min	20 min
对照尿量				
呋塞米 0.5 ml/kg				

【注意事项】

同任务一。

【想一想】

想一想呋塞米和任务一中的 20% 葡萄糖都引起尿量增多,两者的作用机制有何不同?

实训十

生殖系统的解剖和组织结构

任务一 认识生殖系统的解剖结构

【实训目的】

通过观察生殖系统标本、模型,掌握男性与女性生殖系统的组成、形态、结构特点、位置和毗邻。

【实训器材】

(1) 男性生殖器的模型和标本。

(2) 男、女盆腔正中矢状切面模型和标本。

(3) 女性生殖器的模型和标本。

(4) 盆底肌及会阴的模型和标本。

(5) 多媒体设备,生殖系统的大体模型和标本的图片和视频。

【实训内容和方法】

1. 男性生殖器标本、模型观察(图 2-10-1)

(1) 睾丸与附睾:睾丸与附睾的位置和形态。

(2) 输精管与精索:输精管的行径,精索的组成,射精管的形成和开口。

(3) 精囊与前列腺:精囊与前列腺的位置,精囊与输精管壶腹和直肠的关系。

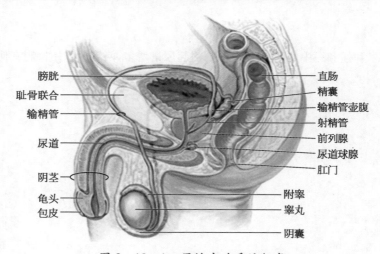

膀胱
耻骨联合
输精管
尿道
阴茎
龟头
包皮

直肠
精囊
输精管壶腹
射精管
前列腺
尿道球腺
肛门
附睾
睾丸
阴囊

图 2-10-1 男性生殖系统组成

（4）阴囊与阴茎：阴囊的结构，阴茎的阴茎海绵体和尿道海绵体。

（5）男性尿道：男性尿道的位置、长度、分部、弯曲和狭窄。

2. 女性生殖器标本、模型观察（图2-10-2）

（1）卵巢：卵巢位置和形态。

（2）输卵管：输卵管位置、分部（输卵管子宫部、输卵管峡、输卵管壶腹、输卵管漏斗）、输卵管伞。

（3）子宫：子宫位置和毗邻关系；子宫形态和分部（子宫底、子宫体、子宫颈），子宫腔、子宫颈管、子宫口；子宫阔韧带和子宫圆韧带。

（4）阴道：阴道位置、阴道穹及阴道后穹和直肠子宫陷凹的关系，阴道开口位置。

（5）女阴：阴道前庭位置，尿道口和阴道口的位置关系。

（6）会阴：会阴（广义和狭义）的范围，尿生殖膈和盆膈的组成及穿过的结构。

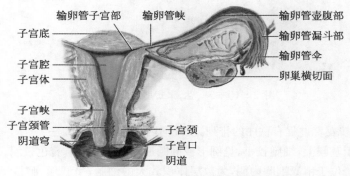

图2-10-2　女性内生殖器

【想一想】

想一想男性和女性生殖器的组成、结构特点和毗邻。

任务二　认识生殖系统的组织结构

【实训目的】

观察睾丸、卵巢和子宫内膜等生殖系统的微细结构，了解其微细结构特点。

【实训器材】

（1）卵巢组织切片。

（2）睾丸组织切片。

（3）子宫内膜（增生期、分泌期）组织切片。

（4）多媒体设备，生殖系统微细结构的图片和视频。

【实训内容和方法】

1. 睾丸

（1）取材：睾丸。

（2）染色：H-E染色。

（3）肉眼观察：标本中呈椭圆形的为睾丸，它的一侧有一长条形的组织，为附睾。

（4）低倍镜观察：表面是由致密结缔组织构成的睾丸白膜，其深面有很多不同断面的生精小管，管壁厚，由多层大小不一的细胞构成。精曲小管之间的结缔组织中血管丰富，并含体积较大的间质细胞。

（5）高倍镜观察：生精小管管壁由生精上皮构成，分为生精细胞和支持细胞两种（图2-10-3）。

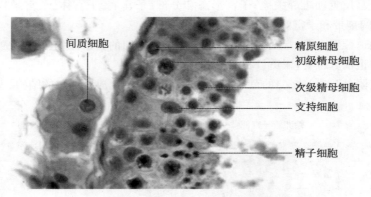

图 2-10-3　生精上皮与睾丸间质

1）生精细胞：按发育过程有秩序的排列，从外向内可见：

精原细胞：位于基膜上，细胞较小，呈圆形或椭圆形；胞核呈圆形，着色较深。

初级精母细胞：位于精原细胞内侧，为数层体积较大的细胞，呈圆形，胞核呈圆形，较大。细胞常处于有丝分裂前期，胞核内有粗大、着深蓝色的染色体。

次级精母细胞：位于初级精母细胞内侧，细胞较小，胞核呈圆形，着色较深。

精子细胞：靠近腔面，细胞更小，胞核圆且小，染色较深。

精子：精子头呈镰状，成群聚集在支持细胞顶端，尾部不清。

2）支持细胞：位于生精细胞之间，其形状难以辨认，胞核呈卵圆形，其长轴与管壁垂直，染色质很少，着色浅，核仁明显。

3）间质细胞：位于生精小管间的结缔组织内，细胞呈圆形或多边形，单个或成群分布，胞核常偏位，着色浅，胞质呈嗜酸性，内含小脂滴。

2. 卵巢（图2-10-4）

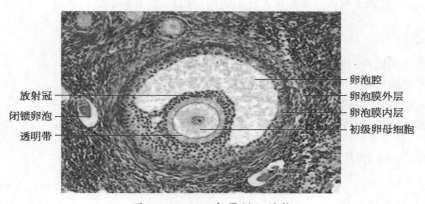

图 2-10-4　卵巢微细结构

（1）取材：卵巢。

（2）染色：H－E染色。

（3）肉眼观察：标本为卵圆形，周围部分为皮质，可见大小不等的空泡，为发育中的卵泡。中央着色较浅的狭窄部分为髓质。

（4）低倍镜观察

1）被膜：由表面的单层扁平或立方上皮及深面薄层结缔组织形成的白膜组成。

2）皮质：占卵巢的大部分，含许多大小不一的各期卵泡，卵泡间为结缔组织。

3）髓质：狭小，由疏松结缔组织构成，血管较多。皮质和髓质无明显的界限。

（5）高倍镜观察：重点观察发育各期的卵泡。

1）原始卵泡：位于皮质浅部，数量很多。体积小，由中央一个初级卵母细胞和周围一层扁平的卵泡细胞构成。初级卵母细胞较大，胞核大而圆，呈空泡状，核仁明显。卵泡细胞的界限不清楚，胞核为扁圆形。

2）初级卵泡：中央仍为初级卵母细胞，体积稍大，周围是单层立方或矮柱状多层卵泡细胞，在初级卵母细胞与卵泡细胞间有一层嗜酸性的透明带。

3）次级卵泡：卵泡细胞间出现大小不一的腔隙或合并成一个大腔，即卵泡腔，内含卵泡液。初级卵母细胞和周围的一些卵泡细胞被挤至卵泡一侧，形成卵丘。初级卵母细胞增大，紧靠初级卵母细胞的一层卵泡细胞成为柱状，呈放射状排列，即放射冠。另一部分卵泡细胞分布在卵泡壁的腔面，称为颗粒层。卵泡壁外面为卵泡膜，由结缔组织构成。分内、外两层，内层含细胞和小血管较多，外层含纤维多。

4）成熟卵泡：是卵泡发育的最后阶段，体积增大至直径1 cm左右，向卵巢表面突出。

5）闭锁卵泡：是退化的卵泡，可发生在卵泡发育的各期，故闭锁卵泡的结构不完全相同。表现为卵细胞形状不规则或萎缩消失，透明带皱缩，卵泡壁塌陷等。

6）间质腺：次级卵泡退化时，卵泡膜内层细胞变肥大，呈多边形，胞质为空泡状，着色浅。这些细胞被结缔组织和血管分隔成细胞团或索，即间质腺。

3.子宫内膜增生期

（1）取材：人的子宫。

（2）染色：H－E染色。

（3）肉眼观察：标本为长方形，一端被染成紫色的为内膜，其余部分很厚、被染成红色的为肌层。

（4）低倍镜观察：分辨子宫壁的内膜、肌层和浆膜层。

1）内膜：由单层柱状上皮和较厚的固有层组成。固有层中含子宫腺，为单管状腺，数量不多。螺旋动脉较少。

2）肌层：很厚，由许多平滑肌束和结缔组织构成。肌纤维排列方向不一致，中部的结缔组织中含较多血管。

3）浆膜：由薄层结缔组织和间皮构成。

（5）高倍镜观察：重点观察内膜。

1）子宫腺：较直，腺腔较小且无分泌物，腺上皮与内膜上皮相同，亦为单层柱状上皮。

2）基质细胞：数量多，呈梭形或星形，细胞界限不清楚，胞核较大，呈卵圆形。

4.子宫内膜分泌期（图2－10－5）

（1）取材：人的子宫。

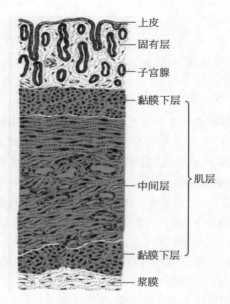

上皮
固有层
子宫腺
黏膜下层
中间层 } 肌层
黏膜下层
浆膜

图 2 - 10 - 5　子宫壁结构

（2）染色：H - E 染色。

（3）肉眼观察：标本为长方形，一侧被染成紫色的为内膜，其余被染成红色的为肌层。

（4）低倍镜观察：可见在子宫腔面的子宫内膜较增生期厚。固有层内的子宫腺更多，腺腔更大而不规则，腺腔内充满分泌物。

（5）高倍镜观察：重点观察内膜，注意与增生期相比较，内膜的固有层内结缔组织疏松。细胞较增生期更多而肥大，血管更丰富。

【想一想】

（1）你观察到的睾丸和卵巢的微细结构特点是什么？

（2）子宫内膜增生期和分泌期有何区别？

实训十一

感 觉 器 官

任务一 感觉器官的结构

【实训目的】

通过对标本、模型的观察,掌握感觉器的组成,视器、前庭蜗器的重要结构。

【实训器材】

(1) 眼肌的模型与标本。

(2) 眼球模型。

(3) 前庭蜗器模型与标本。

(4) 内耳模型。

(5) 中耳模型,听小骨标本或模型。

(6) 多媒体设备,感觉器官的图片和视频。

【实训内容和方法】

(1) 眼球模型、标本观察(图2-11-1):眼球壁(外、中、内膜);角膜、巩膜、虹膜、瞳孔、睫状体、脉络膜、视网膜;视神经盘、黄斑(中央凹)。内容物:晶状体、玻璃体、房水(存在的位置)。

(2) 观察牛眼或猪眼。

(3) 耳模型、标本观察

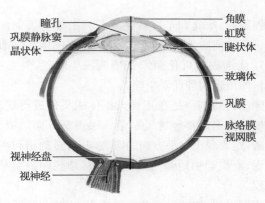

图2-11-1 眼球的水平切面

107

1）外耳：耳轮、耳垂、外耳门、外耳道、鼓膜。

2）中耳：鼓室、乳突小房、咽鼓管。

鼓室：上壁为颅中窝的一部分；下壁与颈内静脉毗邻；前壁通咽鼓管；后壁上方通过乳突窦和乳突小房相通；内侧壁即为内耳的外侧壁，有前庭窗和窝窗；外侧壁为外耳的鼓膜。

鼓室的内容物：听小骨链。

3）内耳（图2-11-2）：①骨迷路：耳蜗、前庭、骨半规管、壶腹。②膜迷路：蜗管、椭圆囊、球囊、膜半规管。

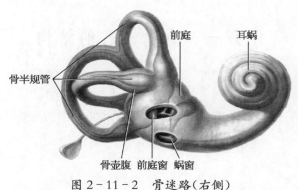

图 2-11-2　骨迷路（右侧）

【想一想】

人的视器和前庭蜗器有哪些重要结构？

任务二　人体眼球震颤的观察

【实训目的】

学会观察人体旋转后眼球震颤的方法，并了解出现眼球震颤的原因。

【实训原理】

内耳的前庭器官——椭圆囊、球囊和半规管是参与调节姿势反射的感受器，它们可以感受头部和身体位置及运动情况。通过前庭迷路反射，反射性调节机体各部肌肉的肌紧张，从而使机体保持姿势平衡。一旦迷路功能消失就可使肌紧张协调发生障碍，失去在静止和运动时的正常姿势，引起眼外肌肌紧张障碍，即出现病理性眼震颤。

生理性（前庭性）眼震颤（简称眼震）是在正常人躯体或头部进行旋转运动时表现的眼球的特殊运动。其主要由三个半规管发出的神经冲动引起。眼震颤方向与哪个方向的半规管受刺激有关。如水平半规管受到刺激，则表现出水平方向的眼震，其有慢动相和快动相之别。慢动相是两侧眼球缓慢向某侧移动的过程，而快动相则是当两侧眼球移动到两眼裂某侧端而不能再移动时，又突然返回到眼裂正中的过程。

病理性眼震可由多种原因引起，如前庭系统功能障碍、小脑和脑干病变等。

【实训内容和方法】

（1）受试者坐在旋转椅上，闭目，头前倾30°（此种头位可使水平半规管与旋转轴垂直，水平半规管内淋巴液因旋转而流动可对壶腹嵴的毛细胞形成刺激）。受试者也可取立位，但头部仍需前倾30°。

（2）主试者以每秒1周的速度逆时针均匀地旋转座椅10周，然后突然停止旋转。也可以受试者以同样的速度原地自转，同样周数后立即停止转动。

（3）受试者立即睁开双眼注视远处物体，但仍能保持头部位置不变。主试者观察眼震方向和持续时间，注意眼震的快动相与慢动相。

（4）询问受试者的主观感觉。

（5）休息10 min后顺时针方向同法旋转和观察眼球震颤。

【想一想】

描述一下你刚才看到的眼球震颤现象，讲出哪些情况可能会出现眼球震颤？

任务三 人体盲点的测定

【实训目的】

本实训的目的是证明盲点的存在及测定其大小。

【实训原理】

视神经自视网膜穿出的部位缺乏感光细胞，外来的光线成像于此处不能引起视觉。因此，将视神经穿出视网膜的部位称作盲点。我们可以根据物体成像的规律，从盲点的投射区域，推算出盲点所在的位置和范围。

【实训对象】

人。

【实训器材】

白纸、铅笔、小白色目标物、尺、遮眼板。

【实训内容和方法】

（1）证明盲点的存在：在黑板上贴一张50 cm×20 cm的白纸，在白纸的左侧画一个小而显眼的黑色"＋"字，距"＋"字右侧25 cm处画一个直径5 cm的黑色圆形标。受试者站在距白纸2 m处，遮住左眼，用右眼注视正前方白纸上的"＋"字，此时白纸右侧的圆形色标清楚可见。令受试者向白纸缓慢前行，在前进中圆形色标突然从受试者视野中消失，若继续缓慢前行，圆形色标又会在受试者视野中重新出现。这样，可证明盲点的存在。

（2）在黑板上和眼相平行的地方划一白色"＋"字记号，受试者立于黑板前，使眼与"＋"字的距离为50 cm。用遮眼板遮住一眼，让受试者用另一眼目不转睛地注视"＋"字。实验者将小白色目标物由"+"字开始慢慢向所测眼的外侧移动,到受试者刚好看不见目标物时,就把目标物所在位置记下来。继续再将目标物慢慢向外侧移动,直到它又被看见时,再记下它的位置。由所记下的两个记号的中点起,沿着各个方向移动目标物,找出并记录目标物能被看见和看不见的交界点。将所记下的各点依次连接起来,就可以形成一个大致呈圆形的圈。此圆圈所包括的区域叫做盲点投射区域。

(3) 依据相似三角形各对应边成正比的定理,计算出盲点与中央凹的距离和盲点的直径。参考图 2-11-3 及下列公式。

1) $\dfrac{盲点与中央凹的距离}{盲点投射区域与"+"字的距离} = \dfrac{节点与视网膜的距离(以 15\ mm 计)}{节点到白纸的距离(500\ mm)}$,

盲点与中央凹的距离(mm)=盲点投射区域与"+"字距离×(15÷500)。

2) $\dfrac{盲点的直径}{盲点投射区域的直径} = \dfrac{节点与视网膜的距离(以 15\ mm 计)}{节点到白纸的距离(500\ mm)}$,

盲点的直径(mm)=盲点投射区域的直径×(15÷500)。

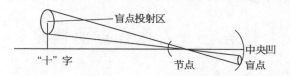

图 2-11-3   计算盲点与中央凹的距离和盲点的直径

【想一想】

为何在正常双眼视觉中不能发现盲点的存在(无视野缺损现象)?

任务四   声音的传导途径

【实训目的】

通过任内试验和魏伯试验,了解气传导和骨传导的两种不同途径,并学会鉴别听力障碍的方法。

【实训原理】

声波在正常人主要经外耳、鼓膜和听骨链,再经卵圆窗传入内耳引起听觉,称为气传导。声波也可直接作用于颅骨,引起内淋巴振动,产生听觉,称为骨传导。骨传导的效果远较气传导为差。当气传导发生障碍时,气传导的效应减弱或消失,骨传导效应相应提高。由于鼓膜或中耳病变等气传导障碍引起的听力下降或消失,称为传音性耳聋。由耳蜗等病变引起的听力下降或消失,称为感音性耳聋。

【实训对象】

人。

【实训器材】

音叉(频率为 256 次/s 或 512 次/s)、棉球。

【实训内容和方法】

1. 比较同侧耳的气传导和骨传导(任内试验,简称 RT)

(1)室内保持安静,受试者取坐位。检查者振动音叉后,立即将音叉柄置于受试者一侧颞骨乳突部。此时,受试者可听到音叉响声,以后随着时间延长,声音逐渐减弱。当受试者刚刚听不到声音时,立即将音叉移至其外耳道口,则受试者又可重新听到响声。反之,先置音叉于外耳道口处,当听不到响声时再将音叉移至颞骨乳突部,受试者仍听不到声音。临床上叫做任内试验阳性(+),这说明正常人气传导时间长。

(2)用棉球塞住同侧耳孔,重复上述试验。若测气传导时,振动的音叉在外耳道口听不到声音,则再敲击音叉,先置于外耳道口,待听不到响声时,将音叉置于颞骨的乳突部,受试者仍听到响声,说明气传导时间缩短,等于或小于骨传导时间,临床上称为任内试验阴性(-)。

2. 比较两耳的骨传导(魏伯试验,简称 WT)

(1)将振动的音叉柄置于受试者前额正中发际处,要受试者比较两耳感受的声音强度。正常人两耳声音强度相同。记录时以"→"表示偏向,"="表示声音在中间。

(2)棉球塞住受试者一侧耳孔,重复上述操作,询问受试者声音偏向哪侧。表 2-11-1 是用任内试验和魏伯试验来鉴别正常人、传音性耳聋和感音性耳聋的试验结果。

表 2-11-1　用 RT 和 WT 区分传音性耳聋和感音性耳聋

类别	正常人	传音性耳聋	感音性耳聋
RT	+	-、±	+
WT	=	→患耳	→健耳

【注意事项】

(1)敲响音叉,用力不要过猛,切忌在坚硬物体上敲打,以免损坏音叉。

(2)音叉放在外耳道口时,应使音叉的振动方向正对外耳道口。注意叉枝勿触及耳郭或头发。

【想一想】

如何用任内试验和魏伯试验来鉴别传音性耳聋和感音性耳聋?

实训十二

神经系统的结构和功能

任务一 神经系统的解剖结构

【实训目的】

通过对神经系统标本、模型的观察,认知中枢神经系统的结构,周围神经系统的主要分支分布情况。

【实训器材】

(1) 脑的全貌、大脑水平切面的模型与标本。

(2) 脑干放大模型及脑干的标本。

(3) 基底神经核和脑室的模型与标本。

(4) 电动透明脑干模型。

(5) 脊髓的全貌、脊髓横断面的模型与标本。

(6) 小脑、丘脑与下丘脑的模型与标本。

(7) 全身脊神经的模型与标本,骨架上神经的模型。

(8) 脑神经的模型与标本。

(9) 内脏神经的模型。

(10) 多媒体设备,神经系统的图片和视频等。

【观察项目】

1. 脊髓横断面 脊神经前根、后根、脊神经节、中央管、灰质(前角、后角、侧角)、白质(前、后、侧索)。

2. 脊髓整体 位置;外形:颈膨大、腰骶膨大、脊髓圆锥、终丝、马尾、脊髓表面纵行沟裂、脊神经前根和后根(脊神经节)(图 2 - 12 - 1)。

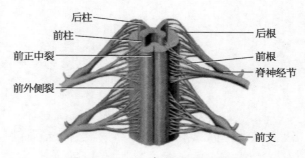

图 2 - 12 - 1 脊髓结构示意图

112

3. 脑干(图 2-12-2)

(1) 延髓:锥体、锥体交叉、橄榄、薄束结节、楔束结节,以及舌咽神经根、迷走神经根、副神经根、舌下神经根。

(2) 脑桥:基底沟、小脑中脚、延髓与脑桥背面的菱形窝(髓纹、正中沟、内侧隆起、面神经丘、舌下神经三角、迷走神经三角、前庭区、听结节)、小脑下脚,以及三叉神经根、展神经根、面神经根、位听神经根。

(3) 中脑:大脑脚、脚间窝、上丘、下丘,以及动眼神经根、滑车神经根。

4. 透明脑干模型 观察脑神经核的分布概况和规律。

5. 间脑 丘脑、后丘脑(内侧膝状体、外侧膝状体)、下丘脑(视交叉、灰结节、漏斗、垂体和乳头体)、第 3 脑室位置和交通。

6. 小脑 小脑半球、小脑蚓、小脑扁桃体、第 4 脑室位置和交通。

7. 端脑

(1) 外形

1) 外侧面:中央沟、外侧沟、中央前沟、中央后沟。

2) 额叶:中央前回、额上回、额中回、额下回。

3) 顶叶:中央后回、缘上回、角回。

4) 颞叶:颞横回、颞上回、颞中回、颞下回。

5) 枕叶。

6) 岛叶。

7) 内侧面:胼胝体、中央旁小叶、扣带回、顶枕沟、距状沟。

8) 底面:海马旁回及钩、嗅球、嗅束。

(2) 内部结构:大脑皮质功能定位(图 2-12-3);髓质内的内囊位置和分部;基底核(豆状核、尾状核、屏状核、杏仁体等);侧脑室的位置、分部与交通。

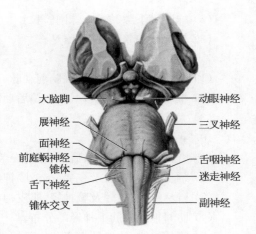

图 2-12-2 脑干(腹面)

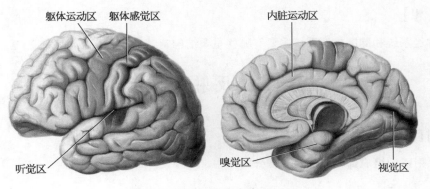

图 2-12-3 人体各部定位区

8. 脑和脊髓的被膜

(1) 硬脊髓和硬脑膜:硬脊膜外隙的位置、硬脑膜静脉窦(上矢状窦、海绵窦等)、大脑镰、小脑幕。

113

（2）蛛网膜下隙、终池、蛛网膜粒。

（3）软脊髓和软脑膜：脉络丛。

9. 脑的血管

（1）颈内动脉及其分支：大脑前动脉、大脑中动脉的分支与分布、前交通动脉。

（2）椎动脉及其分支：左、右大脑后动脉的分支与分布；后交通动脉。

（3）大脑动脉环的组成和位置。

10. 脊神经

（1）脊神经组成：前根、后根、脊神经节、脊神经前支、后支，以及 31 对脊神经。

（2）颈丛组成、位置及主要分支；膈神经的分布。

（3）臂丛组成、位置及腋神经、肌皮神经、正中神经、尺神经、桡神经的分布。

（4）肋间神经和肋下神经的分布。

（5）腰丛组成、位置及主要分支股神经、闭孔神经的分布。

（6）骶丛组成、位置及主要分支坐骨神经、胫神经、腓总神经的分布。

11. 脑神经

（1）脑神经连脑部位。

（2）动眼神经、滑车神经、展神经的分布。

（3）三叉神经的三大分支：眼神经、上颌神经、下颌神经的分支。

（4）面神经、舌咽神经、舌下神经的分布。

（5）迷走神经的喉上神经、喉返神经及副交感神经纤维的分布。

12. 内脏神经

（1）交感和副交感神经的低级中枢。

（2）交感干的组成和位置。

（3）内脏运动神经节前、节后纤维的分布。

13. 脑和脊髓的传导通路

（1）躯干和四肢的浅感觉、深感觉传导通路。

（2）皮质核束和皮质脊髓束的传导通路中的神经元、交叉和止于中枢的部位。

（3）视觉传导通路和瞳孔对光反射通路。

【想一想】

中枢神经系统和周围神经系统主要有哪些重要结构？

任务二　反射弧的分析

【实训目的】

分析反射弧的组成部分并探讨各部分的作用。

【实训原理】

在中枢神经系统的参与下，机体对体内、外刺激可产生具有适应意义的反应过程称为反射。反射活动的结构基础是反射弧。反射弧包括感受器、传入神经、反射中枢、传出神经和效应器五个部分。要引起反射,首先必须有完整的反射弧。反射弧的任何一部分有缺损,都会使反射不能实现。

【实训对象】

蟾蜍。

【实训器材】

蛙手术器械一套、探针、铁架台、生物信号采集系统、刺激电极、骨夹、烧杯、培养皿、棉花、纱布、丝线、1%硫酸溶液。

【实训内容和方法】

(1)用探针从蟾蜍枕骨大孔刺入颅腔,捣毁脑组织,但不能破坏脊髓。

(2)用蛙足钉将蟾蜍俯卧位固定在蛙板上,背侧剪开右大腿皮肤,在股二头肌和半膜肌间分离坐骨神经,并穿两根丝线备用。

(3)用骨夹夹住蟾蜍的下颌,避免夹到舌根部位,悬挂在铁架台上。

(4)启动计算机,打开生物信号采集系统电源,在桌面上单击 MedLab 图标,进入 MedLab 应用程序窗口。调节电刺激输出。

【观察项目】

(1)用培养皿盛 1%硫酸溶液,将蟾蜍左后肢的中趾(最长的脚趾)趾端浸于硫酸溶液中,观察其反应。然后立即用清水洗净脚趾上的残余硫酸,并用纱布轻轻揩干。

(2)在左后肢距小腿关节上方,将皮肤做一环形切口,剥去切口以下皮肤(趾尖皮肤应除净),重复前项实验。

(3)用上述方法以硫酸溶液刺激右后肢的中趾趾端,观察有无反应。然后,将该侧坐骨神经做双结扎,在两结扎线中间将神经剪断。再以硫酸溶液刺激右后肢的中趾趾端,观察其反应。

(4)以连续电刺激(刺激波宽为 0.1 ms,刺激强度为 1~5 V,刺激频率为 25 Hz)对右侧坐骨神经中枢端进行刺激,观察同侧和对侧后肢的反应。

(5)用探针破坏脊髓,重复项目(4)。

(6)以上述的电刺激对右侧坐骨神经外周端进行刺激,观察同侧及对侧后肢的反应。

(7)直接刺激右侧腓肠肌,观察反应。

【注意事项】

(1)每次硫酸刺激后,均应迅速用清水洗去蟾蜍趾端皮肤上的硫酸,洗后应擦干蟾蜍脚趾上的水渍,以免皮肤受伤。

(2)夹住蟾蜍下颌时应避免夹在舌根部位,以免蟾蜍四肢过度挣扎。

(3)电刺激神经前应先对腿部肌肉进行刺激,以证明刺激输出有效。

【想一想】

(1)何谓屈肌反射?何谓对侧伸肌反射?

(2)反应和反射两个概念有何联系和区别?

任务三 人体腱反射

【实训目的】

熟悉几种人体腱反射的检查方法,以加深理解牵张反射的作用机制。

【实训原理】

牵张反射是最简单的躯体运动反射,包括肌紧张和腱反射两种类型。腱反射是指快速牵拉肌腱时发生的牵张反射。腱反射是一种单突触反射,其感受器是肌梭,中枢在脊髓前角,效应器主要是肌肉收缩较快的快肌纤维成分。腱反射的减弱或消退,常提示反射弧的传入、传出通路或脊髓反射中枢的损害或中断。而腱反射的亢进,则提示高位中枢的病变。因此,临床上常通过检查腱反射来了解神经系统的功能状态。

【实训对象】

人。

【实训器材】

叩诊槌。

【实训内容和方法】

(1) 受试者应予以充分合作,避免精神紧张和意识性控制,四肢保持对称、放松。如果受试者精神或注意力集中于检查部位,可使反射受到抑制。此时,可用加强法予以消除。最简单的加强法是叫受试者主动收缩所要检查反射以外的其他肌肉。

(2) 肱二头肌反射:受试者端坐位,检查者用左手托住受试者右肘部,左前臂托住受试者的前臂,并以左手拇指按于受试者的右肘部肱二头肌肌腱上,然后用叩诊槌叩击检查者自己的左拇指。正常反应为肱二头肌收缩,表现为前臂呈快速的屈曲动作(图 2-12-4 左)。

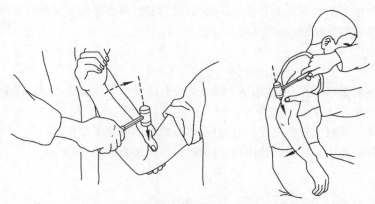

图 2-12-4 肱二头肌反射和肱三头肌反射的检查方法

左图为肱二头肌反射,右图为肱三头肌反射

（3）肱三头肌反射：受试者上臂稍外展，前臂及上臂半屈成 90°。检查者以左手托住其右肘部内侧，然后用叩诊槌轻叩尺骨鹰嘴的上方 1～2 cm 处的肱三头肌肌腱。正常反应为肱三头肌收缩，表现为前臂呈伸展运动（图 2-12-4 右）。

（4）膝反射：受试者取坐位，双小腿自然下垂悬空。检查者以右手持叩诊槌，轻叩膝盖下股四头肌肌腱。正常反应为小腿伸直动作（图 2-12-5 左）。

（5）跟腱反射：受试者跪于椅子上，下肢于膝关节部位呈直角屈曲，距小腿关节以下悬空。检查者以叩诊槌轻叩跟腱。正常反应为腓肠肌收缩，足向跖面屈曲（图 2-12-5 右）。

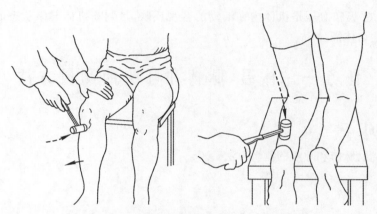

图 2-12-5 膝反射和跟腱反射的检查方法
左图为膝反射，右图为跟腱反射

【注意事项】

（1）检查者动作轻缓，消除受检者紧张情绪。
（2）受检者不要紧张，四肢肌肉放松。
（3）每次叩击的部位要准确，叩击的力度要适中。

【想一想】

以膝反射为例，写出从叩击股四头肌肌腱到引起小腿伸直动作的全过程。

实训十三

人体常用生命指标的测定

体温、脉搏、呼吸和血压是机体内在活动的客观反映,是判断机体健康状态的基本依据和指标,临床称之为生命体征。

任务一 体温、脉搏和呼吸的测量方法

【实训目的】

学习人体体温、脉搏和呼吸的测量方法。

【实训对象】

人。

【实训器材】

温度计、秒表。

【实训内容和方法】

1. 测量体温的方法

(1)体温计种类及结构

1)水银体温计的种类及结构:有口表和肛表,口表盛水银端较细长,可做口腔或腋下测量。肛表盛水银一端呈圆柱形,用于直肠测温。

水银体温计是由一根有刻度的真空玻璃毛细管构成。其末端有贮液槽,内盛水银。当水银槽受热后,水银膨胀而沿着毛细管上升,其高度和受热程度成正比。体温表的毛细管下端和水银槽之间有一凹缩处,可使水银柱遇冷不致下降。体温计的刻度为 35～42 ℃,每 1 ℃之间分成 10 小格,每一小格表示 0.1 ℃,位于 0.5 ℃和 1 ℃的地方用较粗且长的线标示。在 37 ℃处则染以红色。

2)电子体温计:采用电子感温探头来测量温度,测得的温度直接由数字显示,读数直观,测温准确,灵敏度高。注意置探头于患者的测量部位,维持 60 s,即可读取体温数值。

(2)测量方法:测量前检查体温计有无破损,水银柱是否在 35 ℃以下。

1)口腔测温:适用于成人,清醒、合作状态下,无口鼻疾患者。将口表水银端斜放于舌下系带两侧,嘱患者紧闭口唇,勿用牙咬,5 min 后取出,用消毒纱布擦净,看明度数,记录结果。

2)腋下测温:常用于昏迷、口鼻手术、不能合作的患者和肛门手术者、腹泻婴幼儿,但消瘦者不宜使用。解开患者胸前衣扣,轻揩干腋窝汗液,将体温计水银端放于腋窝深处紧贴皮肤,屈臂过胸,必要时托扶患者手臂,10 min 后取出,用消毒纱布擦净,看明度数,记录结果。

3) 直肠测温:常用于不能用口腔或腋下测温者。有心脏疾病者不宜使用,因肛表刺激肛门后,可使迷走神经兴奋,导致心动过缓。嘱患者侧卧,屈膝仰卧或俯卧位,露出臀部,体温计水银端涂润滑油,将体温计轻轻插入肛门 3～4 cm,3 min 后取出,用卫生纸擦净肛表,看明度数,记录结果。

2. 测量脉搏的方法　动脉有节律地搏动称为脉搏。由于心脏周期性活动,使动脉内压发生节律性变化,这种变化以波浪形式沿动脉壁向外周传播形成脉搏。

(1) 测量部位:凡身体浅表靠近骨骼的动脉,均可用以诊脉。常用的有桡动脉,其次有颞浅动脉、颈动脉、肱动脉、腘动脉、足背动脉、胫后动脉、股动脉等。

(2) 测量方法

1) 将患者手腕放于舒适位置。

2) 诊脉者以示、中、环指(三指并拢),指端轻按于桡动脉处,压力的大小以清楚触到搏动为宜,一般患者计数 0.5 min,并将所测得数值乘 2 即为每分钟的脉搏数。异常脉搏(如心血管疾病、危重患者等)应测 1 min。当脉搏细弱而触不清时,可用听诊器听心率 1 min 代替触诊。测后记录结果。

3. 测量呼吸的方法

正常人的呼吸,不仅有规律,而且均匀,成年人每分钟 16～18 次,运动或情绪激动可以使呼吸暂时增快。小孩每分钟 30 次左右。

(1) 观察患者胸部或腹部起伏次数,一吸一呼为 1 次,观察 1 min。

(2) 危重患者呼吸微弱不易观察时,用少许棉花置于患者鼻孔前,观察棉花被吹动的次数,1 min后计数。

【注意事项】

1. 测量体温的注意事项

(1) 患者进冷、热饮食,蒸汽吸入,面颊冷、热敷等须隔 30 min 后,方可口腔测温;沐浴、乙醇擦浴应隔 30 min 后,方可腋下测量;灌肠、坐浴后 30 min 后,方可直肠测温。

(2) 当患者不慎咬破体温计吞下水银时,应立即口服大量牛乳或蛋清,使汞和蛋白结合,以延缓汞的吸收,在不影响病情的情况下,可服大量粗纤维食物(如韭菜)或吞服内装棉花的胶囊,使水银被包裹而减少吸收,并增进肠蠕动,加速汞的排出。

(3) 体温计的清洁与消毒常用消毒液有 1% 过氧乙酸、3% 碘仿、1% 二氯异氰尿酸钠(消毒灵)等。方法:体温计先以肥皂水和清水冲洗干净,擦干后全部浸于消毒容器内,5 min 后取出,放入另一盛有消毒液容器内,30 min 后取出,用冷开水冲洗,再用消毒纱布擦干,存放于清洁的容器内备用。

2. 测量脉搏的注意事项

(1) 活动或情绪激动时,应休息 20 min 后再测。

(2) 不可用拇指诊脉,以免拇指小动脉搏动与患者脉搏相混淆。

(3) 偏瘫患者测量脉搏应选择健侧肢体。

3. 测量呼吸的注意事项

(1) 要在环境安静,患者情绪稳定时测量呼吸。

(2) 在测量呼吸次数的同时,应注意观察呼吸的节律、深浅度及气味等变化。

【想一想】

(1) 口腔测温、腋下测温和直肠测温分别在哪些情况下禁止使用?

(2) 危重患者一般的方法测量不到脉搏和呼吸,该如何测量?

任务二 心音听诊的方法

【实训目的】

学习人体心音听诊的方法,区别第一心音和第二心音,了解心音产生的原理。

【实训原理】

心音是由心脏瓣膜关闭、心肌收缩、血流加速和减速等引起的振动所产生的声音。心音可用听诊器置于受试者胸前壁直接听诊,心音听诊在心脏病诊断中占有重要地位。心音发生在心动周期的某些特定时间,其音调和持续时间也有一定的规律。正常情况下共有四个心音,但多数情况下,听诊只能听到第一心音和第二心音。

【实训对象】

人。

【实训器材】

听诊器、秒表。

【实训内容和方法】

(1) 室内保持安静,受试者解开上衣,面向亮处静坐。

(2) 参照图2-13-1,认清瓣膜听诊区。

二尖瓣区:心尖部,左锁骨中线内侧第5肋间处。

三尖瓣区:胸骨体下端近剑突稍偏左或剑突下。

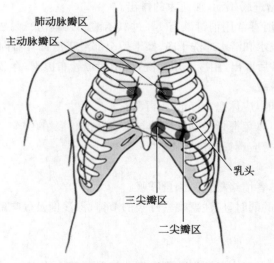

图 2-13-1 心音听诊部位

主动脉瓣区：胸骨右缘第 2 肋间隙。胸骨左缘第 3、第 4 肋间隙为主动脉瓣第二听诊区。

肺动脉瓣区：胸骨左缘第 2 肋间隙。

（3）检查者戴好听诊器，听诊器的耳管应与外耳道一致。以右手的拇指、示指和中指轻持听诊器胸器，置于受试者的胸壁上。按肺动脉瓣区、主动脉瓣区、二尖瓣区、三尖瓣区顺序听诊。

（4）听心音同时，可用手触诊心尖搏动或颈动脉搏动，与此搏动同时出现为第一心音。根据心音性质（音调高低、持续时间长短）、间隔时间，仔细区分第一心音和第二心音。

（5）比较各听诊区两心音的强弱，若呼吸音影响听诊时，可嘱受试者暂停呼吸。

【想一想】

比较正常人第一心音和第二心音的特点及其产生机制。

任务三　测定人体动脉血压

【实训目的】

了解间接测定动脉血压的原理，学习用间接测压法，测定肱动脉的收缩压和舒张压。

【实训原理】

人体血压的测定部位常为肱动脉，一般采用间接测压法（Korotkoff 听诊法），即使用血压计的袖带在动脉外施加不同压力，根据血管音的变化来测量血压。刚能听到血管音时的最大外加压力相当于收缩压，而血管音突变或消失时外加压力即相当于舒张压。

【实训对象】

人。

【实训器材】

血压计、听诊器。

【实训内容和方法】

1. 准备　血压计有两种，即水银柱式和表式。两种血压计都包括橡皮袖带、橡皮球和检压计三部分。

测压前应检查袖带是否漏气，宽度合乎标准否（世界卫生组织规定：成人上臂用袖带宽度为 14 cm，长度为以能绕上臂一周超过 20%，儿童用袖带宽度为 7 cm），检压计是否准确（检查袖带内与大气相通时，水银柱液面是否在零刻度）。

2. 测量方法（图 2 - 13 - 2）

（1）嘱受试者静坐 5～10 min。

（2）让受试者脱去右臂衣袖。

（3）松开血压计橡皮球的螺帽，驱出袖带内的残留气体，然后将螺帽旋紧。

（4）让受试者前臂放于桌上，手臂向上，使前臂与心脏等高，将袖带缠在该上臂，袖带下缘至少在肘关节上 2 cm，松紧适宜。

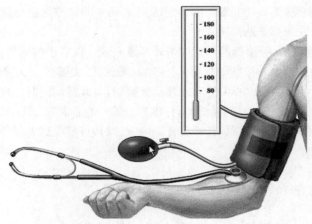

图 2-13-2　人体动脉血压的测量方法

（5）在肘窝内侧先用手指触及肱动脉脉搏所在，将听诊器胸件放在上面。不可用力压迫胸件，也不能接触过松，更不能压在袖带底下进行测量。

（6）用橡皮球将空气打入袖带内，使血压计的水银柱逐渐上升到听诊器内听不到血管音为止。继续打气，使水银柱再上升 22.5～30 mmHg（3～4 kPa），随即松开气球螺帽，徐徐放气，水银柱缓慢下降，仔细听诊，当听到第一声"咚咚"样血管音时，血压计上所示水银柱刻度即为收缩压。

（7）继续缓慢放气，此时血管音先由低而高，然后由高突然变低，有的血管音完全消失。血压计在听诊音调突然由高变低瞬间或突然消失所示的水银柱刻度则为舒张压，血压记录常以"收缩压/舒张压 mmHg"表示。

（8）连测 2～3 次，取其最低值。发现血压超出正常范围时，应让受试者休息 10 min 再重测。在休息期间可解下受试者的袖带。

【想一想】

测量动脉血压时，应该注意哪些事项？

任务四　人体心电图的描记方法

【实训目的】

学习人体心电图描记方法和心电图波形的测量方法，辨认正常心电图的波形并了解其生理意义和正常值范围。

【实训原理】

心电图是由人体表面一定部位记录出来的心脏电变化曲线。它反映心脏兴奋的产生、传导和恢复过程中的生物电变化。

122

【实训对象】

人。

【实训器材】

心电图机、酒精棉球。

【实训内容和方法】

1. 准备

(1) 让受试者安静,舒适地平卧在检查床上,肌肉放松。

(2) 接好心电图机的电源线、地线和导联线。灵敏度调节开关置于"1",走纸速度开关置于"25 mm/s","记录、观察和准备"开关置于"准备",导联选择开关置于"0"。开启电源开关,预热约5 min,调节基线移位调节器,使描笔位于中间。

(3) 将"记录、观察和准备"开关置于"观察"位,重复按定标按钮,1 mV 标准信号应使描笔振幅为 10 mm。再将开关按至"记录"位,重复按定标按钮,在心电图纸上描记标准信号。调节热笔温度调节器(顺时针转则温度升高),使热笔描出线条浓淡适中。若标准信号幅值有差异,可微调增益细调电位器。然后将"记录、观察和准备"开关拨置"准备"位。

(4) 在前臂屈侧腕关节上方及内踝上方安放引导电极(胸前用吸附电极)。安放电极前,先用酒精棉球将要放置电极部位的皮肤擦净(可以改善皮肤的导电性,使心电图曲线光滑)。

(5) 按电极颜色接好导联线:红色—右手(RA),黄色—左手(LA),绿色或蓝色—左足(LL),黑色—右足(RL),白色—胸前(CH)。

2. 描记　将"导联选择"开关拨至某一导联(如Ⅱ导联)。稍等片刻,将"记录、观察和准备"开关拨向"观察"位。待描笔稳定后,即可拨至"记录"位,记录该导联的心电图波形。以后每次变换导联或更换胸前电极的位置,均按照上述步骤重复一次。

3. 分析(图 2-13-3)

(1) 辨认 P 波、QRS 波群、T 波、R-R 间期、P-R 间期、S-T 段及 Q-T 间期。

(2) 测量Ⅱ导联中上述各波段时程。心电图的纸速一般采用 25 mm/s,即心电图纸上横坐标每一小格(1 mm)代表 0.04 s。

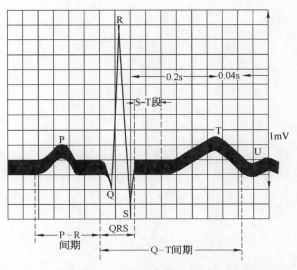

图 2-13-3　标准导联的模式心电图

(3) 测量Ⅱ导联中各波的幅度:心电图纸上纵坐标每一小格代表 0.1 mV。凡向上的波形,其波幅应从基线的上缘测量至波峰的顶点。凡向下的波形,其波幅从基线的下缘测量至波谷的底点。

(4) 检测心率:心率＝60÷(P－P 间期或 R－R 间期)次/min(beat/min)。

(5) 心律分析:根据 P 波决定基本心律,判定心律是否规则,有无期前收缩或异位节律,有无窦性心律不齐。

【想一想】

(1) 正常窦性心律的心电图有哪些特点?

(2) 想一想心电图各波和各期的生理意义。

下　篇

探索性实训

实训十四

探索性实训设计和实操

通过科学思维方法训练,对拟定的研究任务进行一种有明确目标的探索性学习。学习自主设计实训项目,增加学习兴趣、培养独立思维和创新能力,并提高对医学基础实训的整体认识。

任务一　探索性实训项目的设计

【任务要求】

完成一篇自选主题、探索性实训的设计报告。

【知识目标】

(1) 初步掌握实训项目设计的基本原则。

(2) 通过实训设计基本思维培训,领会探索性实训设计的程序和基本环节。

【技能目标】

(1) 通过对课题研究预期目标的了解,通过文献资料的查阅,能够对实训项目做出周密、合理的安排。

(2) 学会运用科学发散思维、归纳思维设计实训项目。

(3) 培养学生对动手操作和观察对象的能力。

(4) 培养科学创造性思维能力。

(5) 培养全面分析问题的初步能力。

【项目设计步骤】

1. 准备实训项目设计　由教师以专题讲座的形式,给学生介绍探索实训的目的与意义;讲解实训项目设计的基本要求;介绍本实训室现有的仪器设备等实训条件。指导学生分组,利用课余时间进行相关资料的查阅、调研等准备工作。

2. 进行实训项目设计　实训项目设计主要包括实训研究题目、内容、方法和预期的实训项目结果。

(1) 选择研究题目:选题的好坏决定该研究工作的价值和实训项目的成功率。选题主要原则是具有创新性、实用性、科学性、可行性。在教师的指导下,主要围绕机能学的理论知识和相关文献。选题可参考:对原有实训方法进行的改进;建立一种新的动物模型及评价该模型的指标;探讨体液因子的作用;研究某种药物的体内过程或作用机制;治疗某种疾病或病理过程的新方法。研究题目也可以由指导教师指定几个大类的题目,学生从中选择一个题目,再进行该研究题目的

127

设计。

（2）确定实训项目的方法和观察指标：实训项目设计一般选用公认可靠的实训方法，若需改进或创造新的实训方法，必须对该方法进行稳定性及灵敏性实验，并与标准方法进行对比，证实可靠才可以应用。选择观察指标时，应符合下述条件：①特异性；②准确性；③灵敏性；④可行性。

（3）选择恰当的实训动物或标本：在实际科研工作中，常选用两种或多种实训动物（其中至少有一种是哺乳类）。另外，动物的年龄、性别、功能状态及生活环境等均可影响药物的作用，需适当选择，以使实训对象具有代表性，根据实训需要，可选择正常动物或复制人类疾病的动物。

（4）确定样本大小：遵守科学实验研究中重复、对照和随机三项实训设计的基本原则。在实训项目设计中应考虑如何能用最少量的动物获取可靠的结论。

（5）设立对照组：在实训过程中，为避免非实验因素的干扰而造成误差，应设立对照组以消除无关因素的影响。对照可分为：①自身对照，即在同一样本上观察实验前后所测指标的变化。②组间对照，系在实验中设立若干平行组进行组间比较，对照除了所研究的因素外，其他条件就一律齐同。实验分组应使每个标本在实验中都有同等的机会。

（6）拟定实训记录格式：原始记录是分析实训结果的依据，进行实训设计时，实验记录的格式要同时拟好，以保证实训项目有条不紊地进行。实验记录一般应包括实训题目、实训对象的情况（如动物的种类、性别、体重等）、实训的环境条件（温度、湿度等）、实训方法、步骤、观察指标的数据、描记图形等。原始记录要及时、完整、准确，实验图形、图片要整理保存好。

（7）拟定统计处理方法：根据实验的性质和特点选择适当的统计处理方法，以对实训项目结果作出正确判断。

3. 讨论实训设计　利用一次实训课的时间对学生的实训设计进行讨论，对其合理性、可行性进行评价并提出修改和补充意见，在课堂上先分小组讨论，各实训小组选出一份较好的设计在全班报告，大家提意见，充分完善该设计，最后提出一个优化设计方案。

4. 书写实训设计　各实训小组按《实训项目设计书》要求完成本实训项目的设计报告的书写，经教师审阅、批改后，根据优化方案进行实训项目的准备工作。

【注意事项】

（1）选题有目的性，要能解答、证明一些问题，切忌空泛。

（2）学生实训项目的设计课时短，实训条件有限，所以只能选择范围很小的研究课题。要尽可能用简洁的办法去解决1～2个小问题。设计不要太大、太复杂，最重要的是思路，而不是技术手段。探索性实训最主要的目的是要让大家学习科学的思维方法与研究方法，而不是掌握某种实验技术。

（3）选题与设计要充分考虑现有的技术条件，不要好高骛远。鼓励大家充分发挥主观能动性，创造一切条件以达到自己的目的。

（4）要尽可能设置对照组，注意实训结果的可靠性与重复性。

（5）注意发挥团队协助作用，以确保设计讨论参与有广泛性。

128

【想一想】

实训项目的选择如何注意创新性和科学性？

任务二 自主完成探索性实训项目

本任务列举了数个实训项目作为探究性实训项目的参考题目。再以实训题目"糖尿病引起多尿、糖尿及其药物治疗"作为示范。

【设计参考项目】

(1) 请设计一离体小肠实验,证明一个药物通过阻断 M 胆碱受体而抑制肠平滑肌收缩。

(2) 降压反射的传出神经及其效应分析。

(3) 骨骼肌不应期测定。

(4) 神经干动作电位的产生与 Na^+ 的关系。

(5) 迷走神经对胆囊收缩的作用。

(6) 某种因素对呼吸运动的影响。

(7) 开放性气胸的产生和修复。

(8) 比较肾上腺素和去甲肾上腺素对心脏的作用。

【设计报告书写内容】

(1) 研究题目。

(2) 理论依据及研究现状。

(3) 实训对象信息,包括性别、规格、数量。

(4) 仪器与药品。

(5) 研究方法。

(6) 研究内容。

(7) 实训步骤。

(8) 观察项目。

(9) 实训的预期结果和解释。

(10) 可能出现的问题及原因。

(11) 观察数据记录、统计图表和结果。

(12) 实训结果分析和结论。

(13) 参考文献。

(14) 设计人和时间。

(15) 指导教师。

【实训项目设计】

以"糖尿病引起多尿、糖尿及其药物治疗"为例。

1. 实训项目设计的目的　设计一个实训项目模拟糖尿病动物,并用胰岛素缓解其多尿和糖尿的体征。

2. 实训项目设计的提示

(1) 糖尿病因为血糖浓度的增高引起渗透性利尿,从而造成多尿。

(2) 近曲小管的葡萄糖浓度增高到超过肾糖阈时,葡萄糖不能被完全重吸收,在终尿中可见葡萄糖,称为糖尿。

（3）胰岛素可降低血糖浓度,从而减缓多尿和糖尿的发生。

（4）学生根据下面的步骤和注意点来设计这个实训项目,并按照实训项目设计报告的主要内容,认真书写这个探究性实训项目的实训报告书。

1）实训准备:实训环境、仪器设备、材料药品、实训人员、实训对象。

2）实施与检查:动物手术、装置连接和实训观察。

3）分析与评价:收集数据、描绘曲线、制定图表等各种结果处理,加以注释并简要讨论。①实训的预期结果和解释;②可能出现的问题及原因。

4）想一想:通过本次探索性实训,你认为最大的收获是什么?